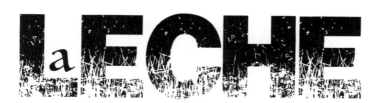

VENENO

SEDUCTOR

Por

Dr. Miguel A. Baret Daniel

La leche, veneno seductor

Copyright © 1999, 2015, Miguel A. Baret

Diseño de portada
y diamagración:
LION OF JUDAH PUBLICATIONS®

ISBN-13: 978-0-9835837-1-4
ISBN-10: 0983583714

¿Deseas más información?
Email: mabd1964@icloud.com

Impreso en los EE.UU.

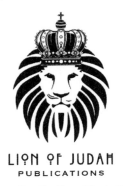

LION OF JUDAH
PUBLICATIONS

LOS ÁNGELES, CA · NEW YORK, NY · LAS VEGAS, NV
LONDON, INGLATERRA · MADRID, ESPAÑA · BUENOS AIRES, ARGENTINA

Dedicatoria

Este libro va especialmente dedicado a todos los niños del mundo—las víctimas del flagelo de la leche de vaca. A la vez, hago extensiva esta dedicación a todas aquellas personas que, sabiéndolo o no, han sucumbido ante la cruel embestida de enfermedades degenerativas causadas por la leche a lo largo de su vida.

A los padres, pediatras e instituciones conscientes que han dado el valeroso paso de levantar su voz de alerta para que otras personas no encayen en las afiladas rocas que representan los males inumerables que se derivan del consumo de leche de vaca; a ellos, por igual, dedico este libro.

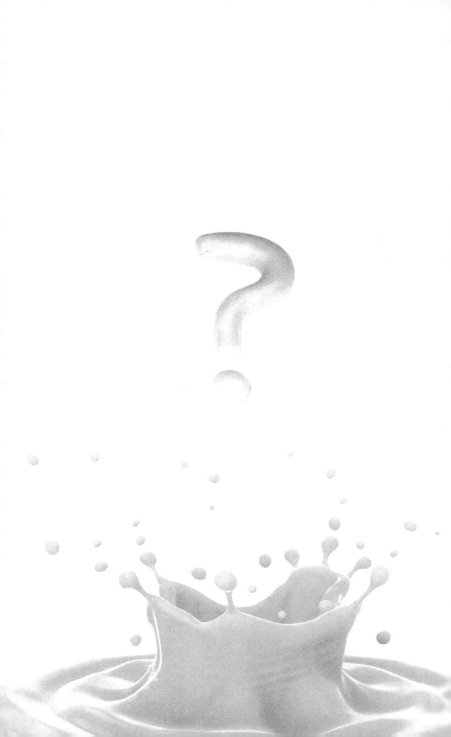

Contenido

Prólogo

Esta edición de *"La leche, veneno seductor"* es una revisada, aunque no actualizada. Cuando empezamos a contemplar la posibilidad de poner al día este libro que Ud. tiene en sus manos, con los estudios médicos más actuales, nos dimos cuenta que casi toda la data existente no añade casi nada substancialmente nuevo a lo que la edición original ya tenía. En realidad lo nuevo que existe es una mejor comprensión de la data científica disponible a finales de la década de los 90. ¡Nada más!

Sin embargo, era ya tiempo de que despolváramos, cotejáramos y remozáramos el material original que conformó la primera tirada de este libro, debido a que han pasado 17 largos años desde su primera impresión.

Desde entonces es mucho lo que se ha escrito sobre la temática central que comprende este ensayo. La ciencia, sin duda alguna, ha aumentado y avanzado considerablemente. Pero lo curioso es que dicho avance ha favorecido la visión original que empezamos a compartir con nuestro público lector en aquel entonces, en torno al disparate de la ciencia médica de endosar y justificar el consumo de la leche de vaca por parte de niños y adultos. ¡Muy por el contrario!

La data médica al alcance de los estudiantes de la

carrera de medicina hoy día es bastante abultada. Y lejos de vindicar a la industria lechera, la condena. Hoy día resulta mucho más fácil comprender la patología de la arteriosclerosis, por ejemplo, o la de la diabetes, que hace 15 años atrás. Y aunque la ciencia de la nutrición no ha avanzado tan rápido como hubiéramos deseado, lo cierto es que lo que hoy conocemos acerca del calcio y las hormonas del ser humano es impresionante.

También hemos estado al tanto de las noticias que nos llegan a través de los medios sociales, en las que nos ponen al corriente de nuevos sucesos negativos de salud en los que la leche de vaca está o ha estado envuelta. El mensaje en esta nueva edición no discrepa del de la anterior: dejemos la leche de vaca para los becerros, y conformémosno con la sabia provisión del Creador para nuestra especie.

Si compara esta edición con la anterior, notará que algunos párrafos complejos han sido mejorados aquí. También notará que en el capítulo de "Las alternativas" (capítulo 12), eliminamos la sección de las recetas. La razón es sencilla: los libros de recetas que enseñan cómo preparar diversas *leches* a partir de nueces y semillas, sobreabundan. Y la internet se ha encargado de mantenernos al día al respecto.

Por último, esta edición es más breve—no condensada—puesto que decidimos no incluir el Apéndice, que llevaba como título: "101 razones para amamantar a su bebé." Afortunadamente, este material complementario puede ser encontrado íntegramente en la internet en la siguiente dirección: http://www.drmoscoso.com/consejosgenerales/101razones.php

Esperamos que esta nueva presentación de "*La leche,*

veneno seductor" le resulte agradable. Por lo pronto, el diseño de esta edición revisada es más contemporáneo y atractivo visualmente. ¡Que su lectura le motive a correr la voz y compartir con otros los principios de salud en ella contenidos!

A su salud,

/ Los editores.

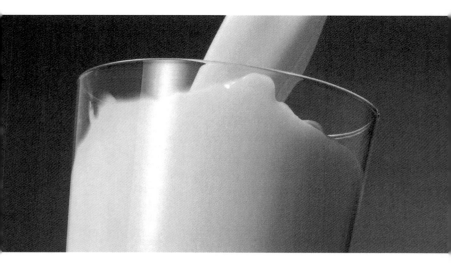

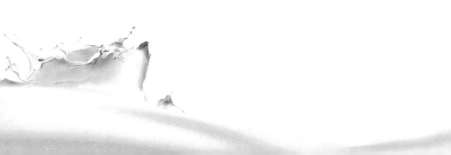

*La leche de vaca es el alimento que más
controversias y debates ha suscitado en
tiempos modernos.*
— Dr. Miguel A. Baret Daniel

Introducción

La vida de los primeros cristianos carecía absolutamente de valor para sus enemigos. Éstos, en su fanático frenesí por disuadirlos de su fe, no escatimaban medio alguno conocido para castigarlos. Muchos de esos cristianos sufrieron la tortura y el martirio de diferentes formas: aserrados, decapitados, enterrados vivos, crucificados, etc. Su Maestro ya les había advertido de todas estas calamidades, e incluso los preparó para poder encararlas con fe y valor.

Pero existía un método para quitar la vida a los condenados a la muerte por parte de los gobernantes romanos—el envenenamiento—, para el cual el Señor había creado una vía milagrosa de escape para sus discípulos.

En repetidas y variadas ocasiones, más de un cristiano se vio necesitado de invocar el cumplimiento de la promesa hecha a ellos por su Salvador, poco antes de su muerte, en la que les aseguraba—sabiéndose possedor de todo el poder del cielo y la tierra—que si bebían "cosa mortífera [venenosa]," no les haría "daño alguno." (S. Marcos 16: 18). En todos los casos en que la circunstancia lo requirió, la interposición divina no se hizo esperar: sus vidas fueron milagrosamente preservadas por Aquél a quien tan fervientemente amaban.

La historia está repleta de testimonios de envenenamientos individuales y en masa, producidos intencionalmente o por accidente, con la salvedad de que, por lo general, no se conoce de ningún milagro divino que haya sido ejercido en favor de las víctimas.

Con el transcurso del tiempo el macabro arte de la preparación y utilización de venenos se ha venido especializando y sofisticando de tal modo que hoy día ha adoptado una identidad "legal," y hasta "benefactora," en todas las naciones del mundo. El diccionario "EL PEQUEÑO LAROUSSE" define la palabra *veneno* como cualquier "sustancia que ocasiona la muerte o grave trastornos en el organismo;" y también como "cualquier cosa nociva para la salud."

Partiendo de estas dos definiciones, y apoyados en los conocimientos modernos de la bioquímica y la nutrición, no es difícil establecer una clasificación bastante acertada de las sustancias que diariamente respiramos e ingerimos y que bien podrían caber dentro del concepto de *veneno*.

La diferencia entre muchos de los venenos modernos y los de la antigüedad consiste en que en estos días son ingeridos "conscientemente," mientras que aquéllas culturas tenían muy claro en sus mentes que los venenos debían ser evitados a toda costa. Muchos de los medicamentos empleados por la ciencia médica moderna—como los antibióticos y la plétora de sustancias químicas de las que se sirven la totalidad de las industrisas para la fabricaión de sus productos; así como un porcentaje importante de los alimentos que se expenden en los supermercados, restaurantes, etc.—son venenos modernos en el sentido más estricto y amplio de la palabra.

Lo lamentable es que nuestros gobiernos no tienen la forma de ayudarnos al respecto en vista de que la economía de la mayoría de nuestros países son, en gran medida, sustentadas por las industrias que fabrican estos venenos.

Otro tanto sucede con la profesión médica: muchos de los estudios científicos que se llevan a cabo al objeto de esclarecer, confirmar o resaltar hipótesis o verdad científica, son patrocinados por la industria farmacéutica o por la alimentaria.

En otro orden de idea, tomemos el caso del alcohol, el café y las bebidas gaseosas por ejemplo. Médicos y legos por igual reconocen en estos artículos placenteros de consumo una verdadera amenaza para la salud del organismo. Pero el convencionalismo de la vida les impide adoptar medidas conducentes a su total supresión de la vida gastronómica de nuestros países.

El que tengamos que cuidarnos de sustancias consabidamente reconocidas por el peligro que su consumo entraña para nuestra salud, es algo que me resulta perfectamente comprensible. Pero el que tengamos que protegernos de alimentos con los que nos hemos familiarizados desde nuestra niñez, y a los que aprendimos a confiarles nuestro bienestar y salud, es patético e inaceptable. ¡Al menos para mí! Pero, ¿no será que quizás hemos sido manipulados y condicionados para darle la mejor de las recepciones a *venenos* disfrazados de alimentos? De ser así, alguien debe estar beneficiándose a raudales a expensas de la salud de la mayoría. ¿No le parece?

Cuando tuve que decidir qué título darle a este libro, no tuve la menor duda en llamarlo *"La leche, veneno seductor."* Cuando se lo hice saber a mis allegados y colegas, algunos me escucharon con cara de sorpresa y desagrado. Me preguntaron si no consideraba que este título podría estar reflejando una percepción personal exagerada e injusta acerca de un alimento que, aunque algo cuestionable, aún tenía mucho por qué ser alabado— según su criterio. Mi respuesta fue un "NO" categórico. Si la definición de *veneno* que el diccionario "EL PEQUEÑO LAROUSSE" nos da es correcta, entonces la leche de vaca no solamente es culpable de serlo, sino también de seducir con falsas pretensiones y promesas a sus consumidores.

Mientras trabajaba en la conclusión de esta obra, algunas personas bien intencionadas y un tanto preocupadas por el contenido de este material, me hicieron la observación de que habría sido más conveniente si yo orientase mi "artillería" hacia otro u otros artículos alimentarios más comprometedores para la salud que la leche de vaca. *"Pero... ¡eso es imposible!",* pensé. "Artículos de consumo como las bebidas gaseosas, el alcohol, el café, e incluso el azúcar—les expliqué—son consabidamente nocivos para la salud; y cuando ingerimos cualquiera de ellos, lo hacemos conscientes de que estamos introduciendo en nuestro organismo sustancias que comprometerán su salud. Pero no puedo decir lo mismo sobre la leche de vaca..."

Ningún otro artículo de consumo ha sido tan sonoramente promovido en la historia de la humanidad como la leche de vaca. Ningún otro comestible ha recibido tanto endoso político de parte de los gobiernos, ni tanta aceptación por parte de niños, jóvenes y adultos, como la leche de vaca. No obstante, no ha existido un "alimento" que haya causado más daño ni generado más desgracia a la salud de los humanos que éste.

Recomendada como el "elixir de la vida" por diversos sectores de la ciencia médica, la leche de vaca ha conquistado la atención de todas las clases sociales, sin excepción. Ya sea con la finalidad de prevenir la osteoporosis, o de fortalecer los huesos y músculos de nuestros hijos, o de simplemente lograr un buen desayuno, lo cierto e que todos sentimos "necesitar" la leche de vaca. Pero—reiterando lo que tímidamente empezamos sugiriendo—nadie se atrevería a sospechar que el "alimento perfecto de la naturaleza" es, en realidad, tan defectuoso como para provocar una honda aprehensión en algunas de las asociaciones norteamericanas de pediatría. Estas han ido tan lejos hasta proponerse la meta de lograr la abolición total de la leche de la canasta alimentaria de los EE.UU., recién entrado el año 2.000. Claro, una meta ilusoria; prácticamente imposible.

El famoso Dr. Julián Witaker, director de la prestigiosa revista de medicina alternativa *Health & Healing*, en un artículo que escribió para la organización Coalición Anti-lácteos (*Anti-Dairy Coalition*), no titubeó en llamar a la leche "UN ALIMENTO SIN SENTIDO, PROVENIENTE DE UBRES INMUNDAS." Y el Dr. Whitaker no está solo en esa concepción... Miles de médicos de distintas especialidades han señalado, vez tras vez, los peligros de consumir la leche de vaca, llegando al extremo de denunciarla como un alimento "antinatural" para los humanos.

Después de estudiar y revisar las más de 3,000 páginas de información científica que me sirivieron de apoyo para la preparación de este libro, puedo asegurar que las evidencias son tan contundentes que ninguna persona sensata y seriamente interesada por su salud y la de los suyos podrá seguir defendiendo el consumo de la leche de vaca después de sopesar con cuidado y objetividad la información aquí presentada.

No debe ser tan fácil darle la espalda a un mito nutricional que por tantos milenios ha formado parte de nuestra historia universal. Pero la misma historia nos confirma también que la verdad no siempre ha estado de parte de la mayoría, y que el tiempo no posee la virtud de transformar el error en verdad ni viceversa.

El hecho de que casi toda la humanidad le haya dado la bienvenida a la leche de vaca como el más preciado de los alimentos, no debe entenderse como una confirmación incuestionable de su pretendido carácter de "benefactora nutricional" de la raza humana.

Con el transcurso de los años la ciencia ha ido sumando, a veces sin proponérselo, más y más evidencias acerca de las fatalidades acarreadas a la salud debido a nuestra dependencia de los alimentos de origen animal. La leche es uno de esos alimentos que tradicionalmente usamos a diario, y que por muy bueno que nos parezca, no deja de ser lo que siempre ha sido y será: ¡un veneno!

La leche de vaca aventaja en falacia a los otros derivados animales, puesto que ella posee el don de halagar, encantar y seducir a sus consumidores, tanto por sus atractivos naturales—buen sabor, suave textura, y sugestivo color—como por los que le han sido creados artificialmente, y que la propaganda siempre mercenaria se ha ocupado en destacar: su supuesto valor preventivo contra la osteoporosis, la pretendida insustituibilidad de su calcio, su alegado poder de vigorizante sexual, etc. Visto así, el poder de de atracción de la leche resulta casi irreistible. Y ello es particularmente cierto en el caso de los niños, quienes son constantemente bombardeados, en ese sentido, por los comerciales televisados, sus pediatras, escuelas y sus mismos padres. Y en muchos de ellos las funestas consecuencias de ingerir leche de vaca no se hacen esperar; y las amigdalitis, las encefalopatías y los trastornos gastrointestinales y nerviosos no vacilan en irrumpir con saña furiosa en sus desprevenidos organismos.

El grueso de las informaciones que sobre la leche de vaca nos llegan a través de los medios de comunicación en masas, son una rara mezcla de verdades y mentiras inteligentemente amalgamadas por los magos de la publicidad, y con el obvio respaldo de las industrias lecheras.

En *"La leche, veneno seductor,"* usted encontrará una bien aramada zaranda que le asistirá en la ardua labor de tratar de separar la verdad de la mentira con respecto de la leche de vaca. Por lo anto, es mi más sincero deseo que las convicciones logradas en usted, luego de la lectura reflexiva de esta humilde obra, puedan finalmente conducirle no sólo a decidirse a abandonar este veneno, sino también a compartir con otros estos conocimientos.

/ Dr. Miguel A. Baret Daniel

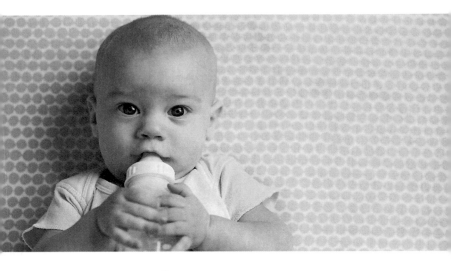

No existe requerimiento biológico para la leche de vaca. Es el alimento perfecto de la naturaleza, pero sólo si eres un becerro.. La evidencia de sus beneficios ha sido exagerada, y la evidencia de sus daños a la población humana va en aumento.
— Mark Hyman, M.D.

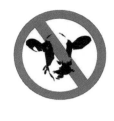

1

La leche: ¿el alimento perfecto?

os mejores y más gratos recuerdos de nuestra infancia están indeleblemente asociados con la imagen de mamá preparándonos el biberón de leche para irnos a la cama a dormir. Esa escena se repitió tantas veces en nuestra niñez, que nos resulta un tanto difícil no experimentar un sentimiento natural de ternura y nostalgia cuando saboreamos esa tradicional taza de leche tibia por la mañana.

La mayoría de nosotros, con menos de 70 años de edad, nacimos en medio de una cultura arraigada y fortalecida sobre una plataforma alimentaria eminentemente láctea. La leche y sus derivados nos resultan tan íntimamente familiares como los besos de "buenas noches" que mamá nos daba cuando éramos niños. Por ello, cuando nuestros sentidos son bombardeados con anuncios que promueven el consumo de leche, con eslóganes tan reconocidos como: "La leche es la fuente más rica de calcio para sus hijos", no podemos evitar asentir instintivamente.

Estado justificado de alarma

Indudablemente, hemos sido más que condicionados,

tanto emocional como intelectualmente, a rendirle tributo a uno de los alimentos más dudosos de la historia de la humanidad: la leche de vaca.

En los últimos 15 años se ha ido generando un creciente estado de alarma, casi de proporciones épicas, por los daños que la leche de vaca ha venido ocasionando a la salud de un porcentaje significativo de sus devotos consumidores. Las reacciones a dichos daños, por parte de algunos grupos de médicos pediatras particulares, instituciones de salud y asociaciones de padres alarmados y preocupados por tan ingente amenaza, no se han hecho esperar.

Pero, por favor, no le conceda validez a mis palabras por sí solas... El Dr. Frank A. Oski, ex director del departamento de pediatría de la facultad de medicina de la Universidad de Johns Hopkins, en Baltimore, ha venido predicando por más de dos décadas que "la leche de vaca es para los becerros; no para los humanos."[1] "Hay tres cosas que usted necesita saber acerca de la leche", dice el Dr. Oski. "Número uno: nadie necesita tomar leche (de vaca); existen numerosas fuentes de las cuales podemos obtener todo cuanto la leche provee. Número dos: ciertas clases de personas resultan definitivamente perjudicadas por la ingestión de leche —por las alergias, por ejemplo. Y número tres: la mayoría de los habitantes del mundo no toman leche."[2]

Al parecer, voces como la del Dr. Oski no revisten más importancia, para la mayoría de nosotros, que los aullidos lastimeros de un perro callejero. Pero tengo para informarle que las voces de alarma en contra del uso de la leche de vaca por los humanos se vienen escuchando desde mediados del siglo pasado. Si usted es un entusiasta de la salud y un ávido lector de libros relacionados con ella, le sugiero que investigue un poco acerca de la vida y obra de personajes tan prominentes de los Estados Unidos (EE.UU.) como Sylvester Graham, el Dr. Larkin B. Coles y el brillante Dr. John Harvey Kellogg. Estos hombres, al igual que otros de menor trascendencia, arriesgaron su reputación profesional y credibilidad al desafiar muchos de los cánones nutricionales de su época, detractando el consumo de alimentos como la leche y las carnes por ser, en su opinión, antinaturales y nocivos para la salud de los humanos. Desde entonces, muchas otras voces se les han sumado, incluso algunas tan autorizadas como la del destacado científico Isaac Newton, quien considerara la costumbre de ingerir leche y otros derivados de animales como una "incomprensible necedad generacional de nuestra raza."

Lo curioso es que las principales voces de alarma— en relación con los problemas de salud que el consumo de leche genera en el organismo—, provienen de personas comunes del diario vivir. Sin ser médicos, muchas de ellas logran incluso desarrollar una fina intuición orgánica que los sensibiliza a cualquier condición sintomática ajena a su normalidad.

En este sentido, la leche de vaca es vitalmente el "alimento" que más síntomas desagradables produce al organismo de un inmenso número de personas. De seguro muchos pediatras, gastroenterólogos, geriatras y nutricionistas coincidirán con esta opinión.

En los días en los que estaba terminando la revisión definitiva de este libro, ocurrieron varios hechos aislados en la República Dominicana, en los que la salud de varias personas resultó amenazada por una intoxicación alimentaria causada por la ingesta de leche de vaca. El principal de ellos tuvo repercusión nacional, ya que la intoxicación afectó directamente a más de 600 niños cuyas escuelas les proveen el desayuno—conforme a las nuevas disposiciones gubernamentales. No obstante al reclamo y demandas de explicación que tanto la prensa libre como algunos médicos privados hicieran al gobierno, el hecho nunca se esclareció del todo, quizás por protección de los intereses que podían ser afectados.

Personalmente, he recibido durante los últimos cuatro meses más de 8 llamadas de personas y pacientes que se han quejado por malestares diversos que su leche les ha provocado. Y si a ello le sumamos los casos de muerte súbita de más de 20 bebés finlandeses que se reportaron en septiembre del 1998—causada por la leche de vaca—, y que fueran publicados por el periódico matutino *The City Post* del mismo país, además de otros casos acaecidos en Irlanda del Norte, Australia, Japón y Rusia ese mismo año, concluiríamos que existen motivos de sobra para alarmar a la población con respecto al consumo de este dudoso alimento.

Sobre la sola base de las evidencias

Después de haber investigado sobre el tema por más de cuatro años, me siento moralmente en deuda con aquellos médicos e instituciones que, al igual que el Dr. Oski, creen que la leche de vaca no sólo no es apta para consumo humano, sino que como "alimento" puede ser considerada como el gran fraude del siglo XX. Para quienes no están familiarizados con los hechos estas declaraciones podrían ser vistas como parte de una vil conspiración perpetrada contra las industrias lecheras. ¡Nada más lejos de la verdad!

Quien escribe estas líneas no recibe patrocinio de

ninguna compañía particularmente interesada en desacreditar la leche de vaca o sus derivados o a las industrias que los representan. Ha sido el peso de las evidencias acumuladas acerca de la relación innegable y comprobada entre el consumo de lácteos y el aumento de las enfermedades degenerativas en nuestra especie—como el cáncer, la artritis, la osteoporosis, los infartos cardíacos y las fallas renales, entre otras—, lo que ha impelido al autor de estas líneas a escribir sobre el tema. Sobre todo porque los más afectados por estas y otras enfermedades asociadas al consumo de la leche de vaca, son los miembros más jóvenes de la población: los niños.

Traspasando la "barrera" de las especies

Pero, ¿no es necesaria la leche para los niños? ¡Sí! Pero no la de vaca, sino la de su madre. ¿Nunca se le ha ocurrido a usted pensar que cada especie de mamíferos produce tan sólo aquella clase de leche que suplirá las necesidades propias de los recién nacidos de su especie? De hecho, las leches de las diferentes especies difieren considerablemente en su composición. Por ejemplo, la leche de vaca posee casi cinco veces más calcio por decilitro que la leche humana; además de las obvias diferencias que presentan en las cantidades y proporciones de proteínas y grasas.

Parece irónico, pero el único mamífero que traspasa la "barrera natural" que separa a las especies para apropiarse de la leche de otras especies, es el hombre. Hasta para un observador poco atento, resulta evidente que cuando los perritos tienen hambre buscan a "mamá perra" para ser alimentados de sus ubres. No es usual, por ejemplo, ver a un becerro correr tras una yegua o tras una mujer para obtener su leche. Pero por desgracia el hombre, ser racional creado a imagen de Dios, ha hecho caso omiso de esa y otras leyes naturales para su propio perjuicio.

¡Una amenaza para los niños!

Los estudios sobre cómo la leche de vaca daña la salud del ser humano, y muy especialmente la de los niños, abundan. Según un estudio/encuesta realizado por la Organización Mundial de la salud (OMS) en el año 1984, aproximadamente el 83% de la población infantil del mundo es intolerante a la lactosa (un azúcar de la leche de vaca). El ya citado Dr. Frank Oski, en su controvertido libro *Don't Drink Your Milk!* (¡No tome su leche!), culpa a la leche de vaca de ser la principal responsable de la lista de enfermedades gastrointestinales—como diarrea, estreñimiento, gastritis y úlceras—que afectan a una inmensa cantidad de niños menores de 10 años en los Estados Unidos (EE.UU.)[3]

Más asombroso aún me resultó descubrir, gracias a un estudio conducido por la Asociación de Pediatras de Maryland, Virginia, cómo la incidencia de obesidad, diabetes e hipercolesterolemia (colesterol alto en sangre) se había disparado drásticamente en la población infantil estadounidense, en proporción directa al aumento del consumo de leche de vaca, en los últimos diez años.[4]

¿Demasiado cuidado? ¡Hmmm!

Además, me niego rotundamente a confiar en un "alimento" que para poder ser usado con "seguridad" por nuestra especie tenga que pasar previamente por un proceso de reacondicionamiento tan complejo como al que es sometido la leche de vaca. Si la leche de vaca fuera tan "perfecta" y "natural" para el ser humano, no habría necesidad de pasteurizarla, esterilizarla, homogeneizarla y reconstituirla. ¿No le parece lógico?

La verdadera razón por la cual la leche es sometida a todos estos complicados procesos—además de otros como el de *quimificación*, empleado para reforzar su preservación—, no es otra sino la urgente necesidad de sus productores de "adaptarla" para el consumo humano... y para que pueda sobrevivir a los trajines del mercado.

La *pasteurización* y la *esterilización* están supuestas a disminuir la presencia de bacterias patógenas en la leche, o a eliminarlas, de ser posible. Pero aparte de que esa meta es a menudo truncada—según se refleja en los brotes de infecciones bacterianas que usualmente le siguen a una exitosa campaña *pro leche*—, la leche pierde un porcentaje significativo de sus nutrientes gracias a estos procedimientos.

La *homogeneización*, por otro lado, persigue la disminución del tamaño de los glóbulos de grasa presentes en la leche para prevenir así la formación de la *nata*. Con ello se procura tornar más atractivo el producto; además de que este método de tratamiento permite lograr una redistribución de los nutrientes atrapados en dichos glóbulos. Merced a este procedimiento, la grasa presente en la leche queda literalmente capacitada para poder pasar libremente, sin mucha oposición, hacia el interior de nuestro organismo.* Y si quiere saber el resto de la histo-

---

* El que se facilite el peso de las grasas saturadas de la leche de vaca hacia el interior del organismo, merced la homogeneización, no es normal y tiene un efecto pernicioso acumulativo sobre el hígado y el tejido sanguíneo a la larga.

ria, le invito a que espere a llegar al capítulo 4. ¡Tenga un poco de paciencia..!

Mediante la *reconstitución* de la leche se pretende reponer su valor biológico y nutricional, sacrificados en los procesos ya mencionados, agregándole los nutrientes perdidos en las proporciones en que aparecían en la leche antes de procesarla.*

¿Y a esto llamamos "alimento perfecto"? ¡Ufff! ¡Tantas medidas de seguridad me ponen nervioso...! Imagine por un momento que su mejor amigo le invita a dar un paseo en bote en una playa supuestamente muy bien conocida por él. Pero cuando él pasa a recogerlo, usted descubre que la parte trasera del vehículo está repleta de equipos acuáticos muy "interesantes": arpones explosivos, lanzas acuáticas, etc. ¡Hmmm..! ¿todo eso para un paseo? "Sí, pero es tan sólo por si acaso..."—le diría su amigo. Da la impresión de que su amigo imaginario sabe algo acerca del paseo que usted no sabe ¿Cierto?

Asunto de "intereses" más que... ¡de salud!

Al parecer, los únicos beneficiados por el aumento de la ingesta de leche de vaca en la población en general son las industrias lecheras y los gobiernos. La situación vivida en los EE.UU., por los años 70, nos brinda un cuadro muy pintoresco de la vergonzosa confabulación que existe entre dichas industrias y el gobierno norteamericano, y de cómo ese cuadro virtualmente se repite en casi cada

---

* Los nutrientes que la industria lechera añade a sus leches con la finalidad de restablecer su valor nutricional, son sintéticos; y por esta razón tienden a dificultar la humanización de los mismos en el hígado, así como la labor que las enzimas que los "supervisan" deben realizar a su favor.

país de Latinoamérica.

En el año 1974, el *Federal Trade Commerce* (la Comisión de Comercio Federal; o FTC, por sus siglas en inglés) de los EE.UU., levantó una queja oficial contra la Junta Asesora de los Productores de Leche de California y su agencia publicitaria. La queja la motivó el eslogan que caracterizó una de sus millonarias campañas promocionales, conducida con respaldo estatal: "Todo el mundo necesita tomar leche."

Según el FTC, este eslogan constituía un engaño muy comprometedor. Sobre todo porque para esa fecha la controversia sobre "leche o no leche" ya había sido planteada por renombrados científicos de Suiza, Dinamarca y Alemania. Ante este nuevo planteamiento, los EE.UU.—que conocían mejor que nadie esta controversia—lucieron inmorales e hipócritas ante la opinión pública internacional en su intención manifiesta de aunar sus esfuerzos con los de la industria lechera.

Así también sucede hoy día... El interés subyacente a las promociones publicitarias a favor de la leche, así como a su endoso político por parte de los gobiernos, siempre ha sido el mismo en todas partes: ¡el dinero!

Actualmente, en Latinoamérica, el promedio anual de consumo de leche de vaca sobrepasa las 350 libras por persona. La suma de dinero que por impuestos sobre la producción de leche le ingresa a los gobiernos de nuestros países es inmensa. De ahí que todo cuanto promueva una masiva demanda de leche por parte de los incautos consumidores sea de su especial interés. La pregunta crucial es ésta: ¿Y qué de la salud de nuestros niños? Ellos son el futuro de nuestras sociedades, y no deben ser sacrificados en aras de ningún tipo de interés, sea éste de índole político o comercial.

Muchos de ellos, de alcanzar la edad adulta, no podrán desenvolverse normalmente en la vida a causa de condiciones impropias de salud contraídas durante la niñez. Muchos de ellos crecerán con problemas de asma, alergias cerebrales, trastornos cardiovasculares, depresión y predisposición a una o varias clases de cánceres, como consecuencia de un consumo impropio de leche de vaca.

En definitiva, ya que este es un problema que nos afecta a todos de forma muy directa, sería más que conveniente comenzar a pensar en medidas personales, dejando de lado lo que los gobiernos hagan o dejen de hacer al respecto. A los gobiernos no les da alergia ni gastritis ni infecciones; y no puede darles puesto que las cosas abstractas no son vulnerables en este sentido. Pero usted, sus hijos y yo sí lo somos.

Hace aproximadamente dos años me tocó atender varios casos de niños enfermos de anemia por falta de hierro, inducida por una alta ingesta de leche de vaca. Todos ellos, sin excepción, mejoraron notablemente una semana después de haber abandonado la leche. De igual manera, me ha tocado asistir a niños con problemas de hiperactividad y déficit de atención, también ligados al consumo de leche. En todos los casos la mejoría no se hizo esperar tras proscribirles la leche de vaca de su dieta.

Créalo o no, la leche de vaca dista mucho de ser "el alimento perfecto" de la naturaleza. Los padres y pediatras que han tenido que batallar contra los efectos nocivos en el organismo de sus indefensos niños, saben perfectamente de lo que hablo... Sería sabio y prudente que usted mantenga un ojo avizor sobre la leche de vaca, hasta tanto pueda resolver o descifrar algunas de las incógnitas que puedan estarse suscitando en su mente en estos momentos.

Si cuanto he expresado hasta aquí le preocupa, le recomiendo echar un vistazo, con toda la objetividad e imparcialidad posible, a la data médica y científica que a continuación pongo a su disposición.

Referencias bibliográficas

[1] Oski, Frank A., M.D. *Don't Drink Your Milk*. Brushton, NY: TEACH Services, Inc., 1996. Pág. 4.

[2] Zukin, Jane. *Raising Your Child Without Milk: Reassuring Advice and Recipes for Parents of Lactose-Intolerant and Milk-Allergic Children*. Rockling, CA: Prima Publishing, 1996. Pág. viii.

[3] *Ibid*, pág. 8.

[4] *Good Medicine*. Revista del *Physician's Commitee for Responsible Medicine*. Agosto, 1996.

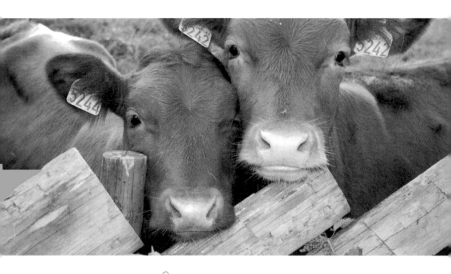

Para la mayoría de la gente, la atracción de la carne es poderosa—a menudo irresistible. Esto no es una justificación para el sacrificio de animales, sólo porque saben bien [en el paladar después de cocinarlos]. Los filósofos advierten correctamente contra cometer "la falacia naturalista"—suponiendo que debido a que un comportamiento es "natural", es también ético.
— Hal Herzog, Ph.D.

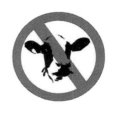

La piedra angular del problema

Si hubo una época en la que comer carne o sus derivados fue inocuo, no es precisamente ésta. La moderna revolución de las industrias alimentarias, y la tecnología empleada en el procesamiento de los alimentos, han añadido un lastre más—y de los más pesados, sino el que más—a la complicada crisis de la supervivencia humana.

En el caso del ganado vacuno, del cual gran parte de la humanidad obtiene varios de sus productos para fines de alimentación, la situación es bastante preocupante. Mediante métodos tan artificiales de alimentación, cría y reproducción de animales como los que hoy día existen, los ciclos biológicos naturales de sus organismos son tan violentamente alterados que ya no es posible garantizar la calidad de los productos derivados de ellos para nuestra alimentación.

El falso estilo de vida a que estos desafortunados animales son sometido—alejados de su medio ambiente natural—, representa una amenaza más para el avance de la vida sobre el planeta. Las deficiencias orgánicas acumuladas y las enfermedades resultantes de semejante maltrato dado a los animales de granja, han complicado mucho el manejo de nuestra rueda alimentaria.

El hacinamiento en establos y la limitación de espacio vital que aqueja al ganado moderno, han generado una hueste de problemas ligados al control de enfermedades y pestes y la alteración de su estado de ánimo—estrés y aburrimiento—, que no han dejado de repercutir en sus ciclos de producción hormonal y en la integridad de su sistema inmunológico. Lógicamente, esta condición ha sido responsable del aumento casi desenfrenado de las infecciones y pestilencias que amenazan con reducir la población de los animales de granja. Esto, naturalmente, ha inducido a los ganaderos a abusar de los fármacos y antibióticos a fin de no perder su inversión financiera.

Las enfermedades: la conexión animal

No debe sorprendernos, entonces, la alerta mundial que se ha producido a causa de la transmisión de enfermedades de animales hacia el ser humano. Muchos de estos animales llevan consigo, al momento de su muerte, los estigmas de enfermedades como la hepatitis, la brucelosis, la salmonelosis, el cólera, el cáncer, la tuberculosis y otras. ¡Y todas ellas son perfectamente transmisibles a nuestra especie!

Pero dejemos que nos lo diga la Dra. Agatha Thrash, una fuente autorizada en la materia, a través de su famoso libro *Animal Connection* (La conexión animal):

> *Aún no conocemos la causa de muchas enfermedades humanas tales como la artritis, las enfermedades del colágeno, las enfermedades de la masa muscular, muchas de las enfermedades crónicas e inhabilitantes del intestino (el síndrome de Crohn, colitis ulcerativa, enfermedad fibrocística del páncreas, etc.), muchas de*

las temibles enfermedades neurológicas, y así por el estilo.

No es una idea forzada la que sugiere que muchas de estas enfermedades de causas desconocidas están directamente relacionadas con aquéllas transmitidas por los animales, o por el consumo de la carne, leche o huevos provenientes de sus organismos enfermos.[1]

¡Que no nos quepa la menor duda de que, en la actualidad, las enfermedades provenientes de los animales constituyen un verdadero desafío para los científicos de la medicina! Y al mismo tiempo no puede ponerse en duda que la manipulación industrial de los animales ha creado otros inconvenientes, relativamente mayores, que complican más los problemas del manejo de la salud de la población general por parte de los gobiernos.

¡La leche de vaca no escapa a esa realidad! El crecimiento acelerado de la población mundial, especialmente en los países de Occidente, ha sido tal que la industria lechera ha tenido que ampararse bajo múltiples y complejos métodos de producción, lo suficientemente competitivos como para garantizar que las enormes demandas de leche puedan ser satisfactoriamente suplidas sobre una base diaria.

Obviamente, para mantenerse al día con los avances tecnológicos, las industrias lecheras han tenido que pagar un doble precio con creces, y muchas veces...Además de leche, ¿qué más puede encontrarse en un vaso de leche de vaca?" Un vaso de leche puede contener cualquier cosa menos leche—dirían muchos biólogos de vanguardia. ¡Pues no quiera usted enterarse de todo lo que puede aparecer en un vaso de leche "fresca"...! Más adelante daremos a conocer "Los 'otros' peligros de la leche" (capítulo 10).

Diferencias insalvables

Ahora bien, el proceso de producción de leche en los mamíferos es biológicamente asistido por sus organismos, y éste es determinado por el estatus de salud general del animal. La composición química y nutricional de la leche puede variar incríblemente, según el estado de salud de la vaca. Pero antes de secuestrar completamente este tema para explotarlo en detalle, me gustaría dejar bien claro lo siguiente:

"LOS PROBLEMAS A LOS QUE NOS ENFRENTAMOS CON RESPECTO AL CONSUMO DE LECHE DE VACA, O DE LA DE CUALQUIER OTRA ESPECIE QUE NO SEA LA NUESTRA, SON DE CARÁCTER PRIMORDIALMENTE INTRÍNSECOS."

En otras palabras, aun cuando el ganado sea criado bajo las más justas y estrictas condiciones naturales, queda pendiente el hecho de que la CONFORMACIÓN ESTRUCTURAL de las moléculas de los nutrientes primarios o macronutrientes—azúcar, grasa y proteína—presentes en la leche de vaca, es biológicamente incompatible con la de nuestra bioquímica.

Incluso los minerales propios de la leche, como el calcio y el fósforo, están dispuestos molecularmente en formas sutilmente diferentes de las del humano. Esta diferencia insalvable no deja de significar una potencial amenaza para nuestra salud. Para poder tener una idea más precisa de lo que estamos tratando aquí, uno tan sólo tiene que darle seguimiento a los estudios que sobre los nutrientes presentes en la leche de vaca—la lactosa, la grasa, la proteína, el calcio y la vitamina D—se realizan cada vez con más frecuencia en los departamentos de biología y nutrición de las más prestigiosas universidades del mundo.

Todo es asunto de "diseño"...

En la naturaleza los elementos y compuestos químicos vienen arreglados en la frecuencia iónica propia de aquellos organismos cuya biología ha sido intencionalmente diseñada para disponer de ellos.[2] Por ejemplo, existen varias clases de hierro en los reinos animal, vegetal y mineral, mas no todos pueden ser biodegradados por nuestro organismo, porque no todos están diseñados para funcionar convenientemente en el cuerpo humano. Lo mismo podemos decir de cada nutriente que existe en la naturaleza.

El concepto anterior nos sirve de plataforma para poder comprender lo siguiente: un verdadero alimento no es aquel que abunda en una determinada variedad y cantidad de nutrientes, sino aquel cuyos nutrientes pueden ser iónicamente adaptados a la "frecuencia energética" molecular del hombre, sin la menor resistencia. De hecho, muchos así llamados alimentos son totalmente tóxicos para los humanos. En este sentido, puede decirse que un alimento es "natural" para una especie determinada ÚNICAMENTE cuando el mismo responde a esos principios biofísicos o condiciones *sine qua non* que soportan la vida humana cualitativamente. ¡Los nutrientes de un alimento tal son los únicos que el organismo podrá emplear sin que su bioquímica resulte alterada o anormalmente estresada en consecuencia!

Y es que todo es asunto de "diseño"... Las especies, incluyendo el hombre, responden a un diseño bioquímico instaurado en sus organismos en el momento en que la vida fue concebida por su Autor. Y este diseño predetermina el comportamiento de la materia en cada organismo, según su especie.

Todo cuanto podamos decir al respecto servirá tan sólo para reforzar la motivación que impelió a este servidor vuestro a la escritura de este libro: a saber, que la leche de vaca es de uso exclusivo de los becerros, y que cada vez que el ser humano hace caso omiso de la ley natural de la "barrera de las especies" para aventurarse a consumir la leche de una especie que no sea la suya, la Naturaleza misma se encargará de demostrarle cuán errado es su proceder.

Nos referimos, pues, en primera instancia, a los problemas de carácter intrínseco relacionados al consumo de la leche de vaca.

¡Sígame!

Referencias bibliográficas

[1] Thrash, Agatha, M.D. *Animal Connection*. Seale, AL: New Lifestyle Books, 1983. Pág. 2.

[2] Beddoe, A. F. *Biologic Ionization as Applied to Human Health: Principles and Techniques*. North Fork, CA: Life Seminars, 1985. Pág. 15.

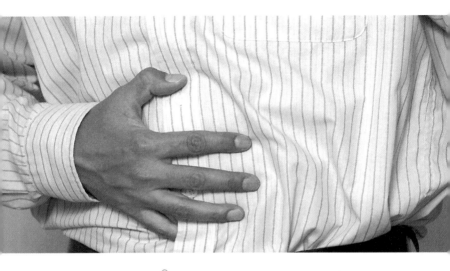

La lactosa es un azúcar exclusivamente para los bebés, pero es generalmente dañino para los adultos. Cuando los adultos desdoblan lactosa, la galactosa que se produce en consecuencia puede causar problemas de visión, próstata y otros que generalmente impactan más a personas adultas mayores.
— Linda Folden Palmer, D.C.

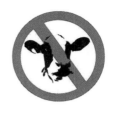

3

La lactosa: ¡un verdadero dolor de barriga!

ang!… Las competidoras salen corriendo, como impulsadas por poderosos resortes, rumbo a la conquista del primer lugar. La tarde es calurosa, y el abarrotado estadio deportivo de Seúl, en Corea del Sur, no parece ofrecer alternativa alguna para las sudorosas atletas. Deben realizar su mejor esfuerzo o conformarse con la derrota. Pero de algo sí están conscientes: sólo una podrá llevarse la medalla de oro de vuelta a su país.

Faltan tan sólo 200 metros para llegar a la meta… El público, emocionado y desbordado de excitación, se levanta a una de sus asientos para lanzar exclamaciones de ánimo a su ídolo: "¡Vuela, Flo-Jo! ¡Dale, Flo-Jo!" Bajo una nube de hurras, vítores y aplausos, Flo-Jo se desliza como una bala humana hacia los últimos 50 metros que la separan de la meta final. Los espectadores, los camarógrafos y los técnicos y dirigentes de ambos equipos no pueden apartar la mirada de aquellas poderosas piernas que sostienen el bien torneado cuerpo de una de las corredoras de semifondo más aclamadas de estos tiempos. Su entrada a la meta final es limpia, incuestionable y notable, según puede apreciarse por la distancia que la separa de sus demás compañeras.

Florence Griffith Joyner—sus amigos solían llamarla "Flo-Jo"—fue la ganadora del primer lugar como corredora de 200 metros en las Olimpiadas del año 1988. Era, sin duda alguna, un modelo de atletismo y virtudes físicas para sus fanáticos y admiradores. Por eso, cuando el mundo se enteró de su muerte, acaecida sorpresivamente el 21 de septiembre del 1998, tanto la prensa nacional como la internacional no vacilaron en adueñarse de los eventos que rodearon las últimas horas de vida de esta súper mujer.

Flo-Jo medía unos cinco pies y cinco pulgadas, con un peso sólido de 152 libras. Su anatomía era tan impresionante y su esbeltez tan sobresaliente, que le merecieron en más de una ocasión la injusta acusación de estar usando esteroides para las competencias. Nada de esto pudo ser comprobado, y el público norteamericano nunca dudó que esta hermosa mujer afroamericana era su heroína.

Flo-Jo era esposa, madre, excelente amiga y una destacada modelo internacional, dueña de una reconocida fábrica de ropa femenina. A su muerte, a los 38 años de edad, Flo-Jo gozaba, aparentemente, de una salud envidiable. Si los resultados de la autopsia no hubiesen sido dados a conocer al público, uno difícilmente creería que una persona como ella, que disfrutaba de una vida deportiva rebosante de logros, podría alguna vez sucumbir ante un cuadro alérgico sorpresivo, según se comprobó.

Pero aparte de su exitosa vida profesional, Flo-Jo era conocida por su relación comercial con la compañía *National Fluid Milk Processors* (Procesadores de Leche Fluida Nacional), para la cual posó en un anuncio televisado mostrando un 'bigote blanco' de leche. ¿Podría estar asociada su muerte de alguna manera a la leche de vaca?

Bueno, no sólo es una posibilidad sino que de hecho así fue.

Veamos...

El día de su deceso muchos periódicos colocaron como titular frases similares a ésta: "Flo-Jo muere de ataque cardíaco." Al practicársele la autopsia, fue necesario despejar en primer lugar la sospecha de si Flo-Jo había muerto a causa de una sobredosis de esteroides o no. Pero los análisis negaron tal conjetura. Entonces los médicos optaron por diagnosticarla: muerte por asfixia posicional debida a un ataque epileptiforme.

Cabe señalar que las muertes por asfixia posicional son muy comunes entre los presos que forcejean para no dejarse esposar por la policía, o cuando tienen que ser sometidos por la fuerza física por conducirse impropiamente dentro del recinto carcelario. Así que es del todo improbable que Flo-Jo haya muerto por asfixia posicional. Por otro lado, los ataques epilépticos suelen venir acompañados por una serie de síntomas muy característicos, dada la naturaleza de los espasmos que éstos producen en los afectados. Y aparte de esos síntomas, suelen observarse signos como abrasiones y mordidas en la lengua, con residuos de sangre en la boca. Y por lo que pudo observarse, Flo-Jo tampoco presentaba s´´íntomas de epilepsia.

Pero lo que sí se encontró en la sangre de Flo-Jo fue residuos de dos fármacos: Aspirina y Benadryl. Para nadie es un secreto que este último es un reconocido antialérgico (antihistamínico). Los asmáticos dependen mucho de él para aliviar sus síntomas de congestión. ¿Pudo Flo-Jo haber muerto de un ataque de asma? De ser así, ¿qué pudo haberlo propiciado?

La verdad es que tanto sus intestinos como su páncreas, hígado, laringe, tiroides y pulmones presentaban una muy fuerte congestión. Todos estos órganos estaban forrados con una sustancia similar a la cola de pegar. Especialmente sus pulmones, estaban llenos de un líquido espumoso con apariencia de cola. Pero algo que llamó poderosamente la atención de varios investigadores fue el contenido de su estómago: 250 cc de un material semi digerido y de color amarillento: ¡queso!

¡Ahora todo estaba claro! Flo-Jo había comido queso la noche anterior, y éste le produjo un ataque de asma por la *caseína* presente en él. Esta proteína de la leche, la *caseína*, es la más alergénica de todas las proteínas de origen bovino. Así lo cree el Dr. Benjamín Spock, un eminente y extinto investigador norteamericano. Y el Dr. Frank Oski, ya mencionado, cree que la *caseína* es la causante del más del 50% de todas las reacciones alérgicas violentas que se observan en muchos niños.[1]

Es interesante saber que la *caseína* es la sustancia de la cual se obtiene la cola de pegar papel y que se utiliza en las escuelas, y de la cola de pegar madera que se venden en las ferreterías…

¡Piénselo!

El Dr. Neil Schacter, presidente del *American Lung Association* (Asociación Americana del Pulmón), está convencido de que las muertes por asma son a menudo erróneamente reportadas como ataques cardíacos. "Tenga por seguro," dice otro reconocido galeno, el Dr. Harold Osborne, presidente de la junta del departamento de emergencia médica del *Long Island Hospital College*, "que si usted sufre de asma y de alguna otra enfermedad crónica, como las cardíacas, y apareciera muerto en su cama, sería inmediatamente contado entre los muertos por fallo cardíaco."[2]

Ahora bien, los estados alérgicos causados por las proteínas de la leche de vaca—especialmente la *caseína*—, son mayormente causados por un previo rechazo a la lactosa durante la infancia. La intolerancia a la lactosa, desarrollada en los organismos de quienes ingieren leche de vaca a una muy temprana edad, prepara el camino para las más aterrorizantes alergias que usted pueda imaginar. Y con los años estas alergias evolucionan hasta convertirse en condiciones aún más deplorables de salud en la persona, llegando a afectar su sistema cardiovascular y hormonal.

De entendérsela debidamente, la intolerancia a la lactosa podría ser, para los padres con niños de tierna edad, una especie de señal para salvaguardar la salud inmediata y mediata de sus pequeñuelos.

El 83% de todos los niños del mundo desarrollan intolerancia a la lactosa de la leche de vaca. Otro tanto sucede con aproximadamente el 75% de los adultos que ingieren leche. Para ambos grupos la lactosa ha probado ser un elemento hostil en sus organismos, y en muchos casos han convertido la vida de sus víctimas en un verdadero calvario.

Estableciendo diferencias

La intolerancia a la lactosa se manifiesta clínicamente mediante dolores abdominales, inflamación del vientre, gases y diarrea. Estos síntomas son muy molestos e irritan al niño haciéndole llorar constantemente. Pero no debe confundirse la intolerancia a la lactosa con la alergia a la leche. Mientras la primera es difícil que sea de origen inmunológico, la segunda es una reacción alérgica que se hace acompañar por diarrea, vómitos, dolores abdominales, asma, y anafilaxis a veces.

Es necesario entender la diferencia entre alergia e

intolerancia. Mientras que la alergia se presenta durante los primeros cuatro meses de vida del infante, y cesa por lo general con el primer cumpleaños, la intolerancia, por otro lado, se hace más evidente en la infancia tardía y a veces en la adolescencia. Ahora bien, ambos padecimientos pueden presentarse en la edad adulta.

Mi nombre es 'lactosa,' y soy...

La lactosa es el azúcar propio de la leche. Es, como tal, un disacárido compuesto por dos moléculas, una de *glucosa* y otra de *galactosa*. Durante la primera fase de la digestión, la lactosa es desdoblada en estos dos componentes. La glucosa es enviada al torrente sanguíneo, mientras que la galactosa es enviada al hígado para ser convertida en glucosa a través de un proceso conocido como hidrólisis.

Para poder digerir la lactosa, el organismo requiere de la presencia de una enzima llamada *lactasa* que se produce en los vellos epiteliales del intestino delgado. Es una de las principales enzimas que intervienen en la digestión de los azúcares, y la misma es producida abundantemente en el organismo momentos antes del nacimiento.

En el humano, la *lactasa* empieza a desaparecer alrededor de los 2-3 años de edad, coincidiendo su desaparición total con la época del destete... Me refiero a la época "real" del destete, ya que los condicionamientos sociales, al igual que los diversos trastornos orgánicos que pueden presentarse, no siempre le permiten a la madre completar satisfactoriamente su ciclo natural de lactancia, provocándole un destete forzado y prematuro.

La lactosa y algunos problemas intestinales

La digestión de la lactosa dependerá directamente de la proporción que se dé entre la cantidad de lactosa ingerida y la cantidad de la enzima *lactasa* presente en el intestino. Si la cantidad de *lactasa* allí presente es insuficiente, la lactosa no digerida permanecerá anormalmente en el intestino delgado causando un efecto osmótico; es decir, atrayendo agua hacia el área y reteniéndola.

Esta lactosa no digerida aumentará la movilidad del tracto intestinal, haciendo que su contenido se mueva a una velocidad inusualmente rápida. Cuando la lactosa no metabolizada pasa hacia el colon, se convierte en un blanco fácil de la fermentación bacteriana. Las bacterias normales que habitan el colon desdoblan la lactosa en hidrógeno, bióxido de carbono y ácido láctico. En consecuencia, más agua es atraída hacia el colon aumentando con ello la presión contra las paredes de su mucosa y haciendo que sus células secreten más líquido. El resultado de esta fermentación bacteriana, con su consecuente aumento de líquidos en el intestino, es gases, dolor (cólicos) y diarrea.

Cuando este ciclo se repite una y otra vez en el niño, su organismo se defenderá de la amenaza de una acidificación en el colon creando un medio ambiente cargado de sustancias *buffers* (sustancias que transforman los ácidos en base o álcali). Este mecanismo, reforzado como efecto de una retroalimentación negativa, tornará peligrosamente alcalina la flora microbiana del colon del niño. A esto le seguirán diversas infecciones bacterianas y virales, lo cual conducirá a condiciones de salud tan desastrosas que podrían poner en jaque la calidad de la vida futura del niño.

Con razón muchas asociaciones de pediatras del

mundo no acusan con timidez ni escatiman recursos para denunciar la intolerancia a la lactosa de la leche de vaca como la principal causante de enteritis, colitis, dolores abdominales o "de barriga", y de diarreas debilitantes en más del 80% de los niños que la ingieren.

La lactosa y las alergias

Un medio tan alcalino como el que provee el colon, bajo las condiciones anteriormente explicadas, es excelente para el desarrollo y proliferación de bacterias como la *Candida albicans*. El aumento desproporcional de la población de esta bacteria en el organismo de los niños compromete su sistema inmunológico. Le siguen, entonces, las alergias, el asma y las gripes recurrentes, despejando así el camino para enfermedades futuras más deletéreas para su salud.

La intolerancia infantil a la lactosa abre las compuertas del cenagoso mundo de las alergias alimentarias. En estudios realizados en varios grupos de niños por la Universidad de Florida, en el año 1987, pudo constatarse que los niños con intolerancia a la lactosa presentaban una mayor proclividad (40%) a desarrollar alergias hacia otros alimentos como el maíz, el trigo, el azúcar, etc., además de la leche.[3]

Por lo general, la intolerancia a la lactosa es precedida o viene acompañada de un rechazo orgánico similar hacia algunas de las proteínas de la leche de vaca. Pero ese es otro tema al que hemos dedicado espacio más adelante.

Diferentes niveles de intolerancia

Los estudios que hasta ahora se han realizado acerca de la intolerancia a la lactosa, han revelado que aunque la mayoría de los infantes poseen altos niveles de la enzima *lactasa* al momento de nacer, una vez alcanzados los 2-3 años de edad comienza a observarse una casi drástica disminución de los niveles de producción de esta enzima en sus organismos. Naturalmente, este descenso en la producción de lactasa se prolonga hasta la pubertad y la adultez, etapas del desarrollo en las que rara vez se observa su presencia en el intestino delgado.

Pero esto es perfectamente normal. De hecho, los científicos afirman que cuando la actividad de la lactasa se mantiene en la persona después de haber alcanzado la adultez, es muy probable que ello se deba a mutaciones genéticas que ocurren en respuesta a la anormal exposición del organismo a la lactosa más allá del período del destete. En otras palabras, la intolerancia es la norma, mientras que la tolerancia es la excepción.[4]

Existen tres clases de intolerancia a la lactosa: 1) la intolerancia primaria; 2) la intolerancia secundaria; y 3) la *alactasia*. La intolerancia primaria es hereditaria, y es un factor intrínseco de regulación de la lactancia ligado a la edad. Es la forma que el Creador escogió para decirnos—a través de nuestro propio diseño genético—: "¡No más leche!" ¿Le discutiremos a Él, quien todo lo hizo? ¿Le cuestionaremos a Él por qué lo hizo así?

La intolerancia primaria a la lactosa es el testimonio más convincente y directo de la naturaleza de que su Hacedor le reservó un rol específico y limitado a la leche—aún a la de nuestra misma especie—, el cual la ciencia, incomprensiblemente, ha "preferido" ignorar.

La leche es el alimento primario de todos los mamíferos, destinado a asistir al fortalecimiento, 'definición' bioquímica y desarrollo de sus organismos durante los primeros dos años de su vida. Una vez lograda su misión, la leche no es ya útil para más nada. Y cada vez que los hombres han querido ignorar esta ley natural, han chocado de frente contra el enorme muro de contención constituido por la secuela de enfermedades generadas por tal violación.

Recuerde..., LA LECHE NO ES UN ALIMENTO DE MANTENIMIENTO O DE SOSTÉN, SINO DE DESARROLLO.

En el año 1977, el Dr. David M. Paige condujo un significativo estudio, en la ciudad de Baltimore, al objeto de determinar el grado de intolerancia primaria a la lactosa. El mismo se llevó a cabo en niños afroamericanos con edades comprendidas entre los 13 meses y los 12 años. Los resultados mostraron intolerancia primaria a la lactosa en el 27% de los niños entre 1 y 2 años de edad; en un 33% entre los de 5 a 6 años; y en un 74% entre los de 11 a 12 años. Este estudio fue aún más relevante en vista de la interesante mezcla racial.[5]

Es interesante notar la diferencia existente entre africanos y norteamericanos con respecto de la intolerancia de ambos a la lactosa. Los primeros, cuyo índice de consumo de leche de vaca es el más bajo del mundo, logran la intolerancia antes de los dos años de edad.[6] Mientras que los norteamericanos presentan una tolerancia observable, aproximadamente, hasta los 45 años de edad. Límite realmente anormal al cual están predispuestos a causa de un muy elevado índice de mutación genética entre los norteamericanos, precisamente por el abuso que desde generaciones pasadas vienen cometiendo tocante al consumo de leche.

La intolerancia secundaria a la lactosa se da siempre bajo condiciones anormales. Cuando por causa de alguna condición especial de salud se entorpece la producción normal de la enzima *lactasa*, la lactosa resulta pobremente digerida, con lo que se produce la avalancha de males ya citados.

Un solo día de diarrea, o un estreñimiento crónico, así como el síndrome de Crohn y el cáncer, pueden afectar severamente la producción de la enzima lactasa en el intestino. Pero sin irnos tan lejos, incluso el virus de la gripe o influenza puede afectar la producción de esta enzima. Así que haríamos bien en observar ciertas leyes de higiene, o de cuidado de la salud, a fin de evitar que los "perros" se suelten...

La *alactasia* es en sí misma una condición patogénica (productora de enfermedades), ya que se caracteriza por la ausencia total de *lactasa*. Aunque no la discutiremos aquí in extenso, le diré que generalmente se presenta después de un cuadro de gastroenteritis en el que la mucosa del intestino ha sido seriamente maltratada o dañada.

Muchos pediatras prefieren creer que la razón de los daños que recibe la mucosa intestinal de los niños no es otra que el abuso de antibióticos a que son sometidos por parte de médicos inexpertos. Ya sea por una u otra razón, la verdad es que la capacidad de producción de la enzima lactasa puede verse seriamente afectada si la mucosa recibe daños.

La identidad bioquímica de las especies

La presencia de lactosa de origen animal representa otro serio problema para nuestro organismo. Cuando éste entra en contacto con la lactosa de la leche de vaca, la misma debe sufrir una previa "adaptación" biofísica antes de darle uso o de incorporarla al sistema, a fin de garantizar un comportamiento químico "decente" en su interior.

El cuerpo asume esa responsabilidad de forma natural, no forzada. Pero como esa lactosa proviene de otra especie, su metabolismo no se lleva a cabo con la misma integridad como sucedería de provenir de la leche materna.

Recordemos que la lactosa es un azúcar, y que como tal debe desempeñar con fidelidad su papel irremplazable de proveer al organismo del recién nacido de la energía inicial necesaria para llevar a cabo sus procesos metabólicos. Pero esta azúcar viene arreglada por el organismo de origen en una frecuencia iónica más baja, lo que la hace molecularmente más activa que su homóloga humana. Ello es así puesto que la lactosa de la leche de vaca está especialmente diseñada para aportar energía a un becerro de 200 libras, que es su peso al momento de nacer. La lactosa de la leche humana, por el otro lado, deberá cumplir su rol en un organismo de apenas 6-7 libras, que es el peso promedio de un bebé recién nacido.

Las sustancias producidas por un organismo dado salen de su "molde" de fábrica programadas o formateadas para rendir una labor eficiente a su favor. Ese proceso de "formateo" bioquímico es válido para cada especie animal. Antes de que un organismo cualquiera pueda hacer uso libre de uno solo de los nutrientes que integran los alimentos, éstos deben ser adaptados en sus iones a la frecuencia energética común a todos los miembros de esa especie. En el ser humano ese proceso bien puede ser denominado *humanización nutricional*, y el mismo toma lugar en el hígado.[7]

La frecuencia energética de las moléculas del tejido de todos los vertebrados es menor que la del hombre. ¡Y a menor frecuencia, mayor actividad iónica! En palabras simples: los organismos vivos están habilitados para adaptar los nutrientes que obtienen de los alimentos naturales—propios de su especie—a su propia frecuencia energética. Es así como nuestro organismo se garantiza a sí mismo una funcionalidad óptima, lograda gracias a la compatibilidad bioquímica que se genera merced al proceso de *humanización nutricional.*

La galactosemia

No debemos sorprendernos, entonces, cuando nos topamos con el fardo de evidencias científicas que confirman la ineficacia del intestino delgado humano de manejar la lactosa de la leche de vaca. Quizás sea esa la razón por la que, según las conclusiones del Departamento de Biología de la Universidad de Harvard, más del 70% de los casos de *galactosemia* están vinculados al consumo de la leche de vaca.[8]

La *galactosemia* es una enfermedad producida por la incapacidad del hígado de producir una enzima que convierte la *galactosa* en *glucosa*, haciendo que ésta permanezca en la sangre a niveles a veces tan altos que produce cataratas y ceguera en las personas. La *galactosa* es un *monosacárico* (carbohidrato) presente en algunos alimentos, pero principalmente en la leche de vaca, como componente de la lactosa.

Lo curioso es que aproximadamente un 85% a 90% de los casos de *galactosemia* ocurre en adultos envejecientes con un consumo por encima de 1.5 litros de leche de vaca por día.

La galactosa y la infertilidad femenina

Un peligro mayor acecha a las mujeres jóvenes que consumen leche de vaca. Un equipo de investigadores norteamericanos y finlandeses descubrió que existía un nexo indiscutible entre el consumo de leche y la infertilidad. De acuerdo con el ginecólogo Dr. Daniel W. Cramer y sus colaboradores de la facultad de medicina de la Universidad de Harvard, la *galactosa* presente en la leche de vaca es probablemente tóxica para los óvulos de la mujer. "Los riesgos de infertilidad," nos afirma el Dr. Cramer, "son aún mayores en las mujeres que presentan *galactosemia*."[9]

Según el Dr. Cramer, en un estudio que realizó con más de 100 mujeres entre los 20 y 24 años de edad, la galactosemia también aumenta significativamente los riesgos de contraer cáncer de los ovarios.[10]

Una solución sabia

La única forma viable de tratar la intolerancia a la lactosa es evitando el uso de los lácteos en todas sus formas. Algunas personas recurren a la ingesta de la enzima *lactasa*—que se vende en las farmacias para tratar la intolerancia a la lactosa—para poder consumir leche. Pero esta medida puede complicar aún más los problemas vinculados a la alergia a la leche. Lo mejor es dejar que los becerros den buena cuenta de la leche de vaca, y que nosotros, los humanos, busquemos alternativas que no representen una amenaza para nuestra salud. Una asombrosa cantidad de niños con intolerancia a la lactosa viven en un tormento constante, porque sus madres desconocen que muchos de los alimentos que usualmente se venden en los supermercados vienen procesados con algunas sustancias emparentadas con la lactosa, provenientes de la leche.

Es importante que tanto los niños como los adultos

CONTENIDO DE LACTOSA EN LOS PRINCIPALES PRODUCTOS LÁCTEOS

Alimentos	Cantidad	Lactosa
Leche descremada	1 taza	8.5 - 12.8
Leche baja en lactosa	1 taza	2.5 - 3.5
Leche desgrasada en polvo	1/3 taza	11.6
Queso (curado, natural)	1 oz.	0.4 - 4.8
Queso procesado	1 oz.	0.4 - 4.8
Yogur	8 oz.	4.3 - 17.6
Mantequilla	2 cdas.	0.1
Helado / leche helada	3/4 taza	5.5 - 14.4

Fuente: Pamplonas, Carlos M., M.D. Guía Nutricional Moderna, Editora Catalina: pág. 112.

sensibles a la lactosa aprendan a leer e interpretar debidamente las etiquetas de los alimentos de los supermercados, para así evitar accidentes indeseables. Algunas de las sustancias que deben ser vigiladas, por estar relacionadas con la lactosa, son: *lactate, calcium lactate, sodium lactate, lactic acid,* la familia de los *lactylate,* etc.

Por la misma razón, sería aconsejable tener por lo menos una idea del porcentaje aproximado de lactosa presente en los lácteos. (Échele un vistazo, por favor, a la mini-tabla que aparece más arriba.)

Existen pruebas de diagnóstico capaces de identificar directamente la intolerancia a la lactosa. Un método de diagnóstico muy oportuno y ampliamente aceptado es la prueba de detección del gas de hidrógeno en el aliento del individuo afectado; y el mismo ha mostrado ser muy efectivo. Otra opción es la prueba de acidificación de la materia fecal.

Si usted sospecha que su niño es intolerante a la lactosa, no dude en someterlo a cualquiera de estas pruebas; pero más que todo, no dude ni un momento en dar el sabio paso de retirar la leche de la vida de los suyos por completo.

¡Es un paso que nunca lamentará!

Referencias bibliográficas

[1] Mead, Nathaniel. "Don't Drink Your Milk." Natural Health, julio/agosto de 1994. Pág. 70.

[2] Calderone, Joe, Rep. *New York Daily News*, 8 de noviembre del 1998. Pág. 21.

[3] Iacono, S., et al. "Severe Infantile Colic and Food Intolerance: A long Term perspective Study." *Journal of Pediatric Gastroenterology & Nutrition*, abril del 1991. Págs 332-335.

[4] Bayles, TM., et al. "Severe Infantile Colic and Food Intolerance: Clinical Implications" *N Engl J Med* 292:1156 (1975).

[5] Zukin, Jane. *Raising Your Child Without Milk*. Rockling, CA:Prima Publishing, 1996. Pág. 12.

[6] Paige, D.M., et al. "Lactose Malabsorption and Milk Rejection in Negro Children" *John Hopkins Med J* 129:163 (1971).

[7] Tips, Jack, Ph. D. *Your Liver...Your Lifeline*. Austin, TX: Apple-A-Day Press, 1995. Págs. 31, 32.

[8] Cramer, Daniel W., M.D. *Science News*, 3 de diciembre del 1994.

[9] Cramer, Daniel W., et al. *Am J of Epidemology*, 1ro de febrero del 1994.

[10] *Ibid.*

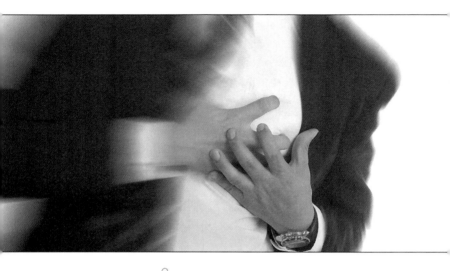

La enfermedad cardíaca es el asesino número
uno en América... Según el USDA [Depto.
de Agricultura de los EE.UU.], cada día, la
mayoría de los norteamericanos consumen 5
onzas de carne de res y pollo ricos en grasas
saturadas y colesterol, y 29.2 onzas de leche y
productos lácteos...
— Robert Cohen, Ph.D.

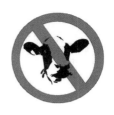

4

¡Bienvenido al mundo de las enfermedades cardíacas!

¿Qué tan familiar le suena el eslogan: "La arteriosclerosis: la asesina silenciosa"? Hace unos meses me topé con el siguiente titular en un número reciente de la prestigiosa revista *Times*: "El colesterol: el gran villano." Eslóganes como éste, que incriminan a las condiciones o agentes que fomentan las enfermedades cardiovasculares (ECV, por sus siglas en español), abundan por doquier. Claro, las estadísticas muestran una estrecha relación entre estas condiciones y las ECVs. Y las perspectivas futuras, en función de esa relación, no son muy halagüeñas que digamos. Se espera que para el año 2005, más de dos tercios de la población Occidental serán afectados, de una manera u otra, por alguna de las ECVs.

Pero ¿son el colesterol, la arteriosclerosis y la hipertensión arterial los verdaderos responsables de la creciente ola de terror suscitada por las muertes por infarto cardíaco y derrame cerebral? Pongámoslo de la siguiente forma... Supongamos que mientras regresa de su trabajo, poco después de las 6:30 p.m., Ud. descubre a un sujeto que, medio oculto entre los matorrales del parque de su vecindario, se lanza puñal en mano sobre una indefensa anciana para robarle hasta el último centavo que lleva encima. Al día siguiente, al abrir el diario, Ud. se topa con este titular en la primera página: "'Puñal' asesina anciana de 82 años." ¿Qué le parece?

Si nos ocupamos más del colesterol y de la arteriosclerosis, que de los factores que realmente los producen sería como fijar la atención en el puñal del ejemplo anterior en lugar del verdadero asesino. Y es que al hablar de las ECVs debemos tomar en cuenta un factor que funge como común denominador para todas ellas: ¡la grasa!

La sola mención de su nombre despierta sospecha, prejuicio y temor—por no decir terror—en la casi totalidad de los adultos. ¡Y no es para menos! Las enfermedades degenerativas que más estragos han causado a la salud del mundo están estrechamente vinculadas al consumo de las grasas.

De todas las muertes que ocurren en los EE.UU., el 60% obedece precisamente a tres condiciones vinculadas al mal manejo de las grasas por parte del organismo: las enfermedades cardiovasculares (43.8%), el cáncer (14.4%) y la diabetes (1.8%).[1] Estas enfermedades son las responsables de más de la mitad de las muertes del mundo ¿increíble? ¡Pues créalo!

Leche, grasas y ...¡peligro!

Las grasas a las que me refiero son las *saturadas*. Estas grasas están especialmente presentes en el tejido animal, y por lo tanto en los productos derivados de éste para fines alimentarios; entiéndase, las carnes, la leche, el queso, la mantequilla y los huevos.

El contenido neto de *grasas saturadas* de la leche de vaca es aproximadamente un 60% mayor que en la leche humana. El problema reside en que a más *grasas satu-*

radas penetren al organismo, tantos más ácidos grasos esenciales (AGEs, por sus siglas en inglés) se requerirán para metabolizarlas. Es imposible que las *grasas saturadas* sean debidamente asimiladas sin la participación de los AGEs. La razón principal por qué las *grasas saturadas* de la leche de vaca representan un serio peligro para la salud del humano se debe a que los AGEs terminan siendo depletados del organismo al ser utilizados por éste para "desactivar" o transformar las *grasas saturadas* en *insaturadas*. Los AGEs no sólo ayudan a metabolizar las *grasas saturadas*, sino que también neutralizan muchos de los males orgánicos que resultan de su consumo.

Si el organismo se ve de ese modo privado de los AGEs, los riesgos de desarrollar cáncer, leucemia, degeneración del sistema nervioso y serios trastornos hormonales, son enormes. Es como quitarle el paraguas a alguien en medio de una amenaza de lluvia...

Para nadie es un secreto que la leche de vaca ha sido cuidadosamente 'observada' y estudiada, en innumerables ocasiones, por diversos organismos internacionales de salud, a causa de su innegable participación en la génesis de las enfermedades cardiovasculares.

Así se produce la arteriosclerosis

En realidad, el proceso de taponamiento y endurecimiento de las arterias es gradual y por lo general se inicia en la niñez. Las dietas pobres en *oligoelementos* (minerales traza como el cobalto, el cromo, el manganeso, el cinc y otros) y ricas en alimentos refinados, lácteos, carnes y dulces, crean desde una muy temprana edad las bases para la aparición de las enfermedades cardiovasculares.

Comentando sobre la arteriosclerosis, en su libro *To*

Your Health (A su salud), el Dr. Hans Diehl nos explica:

> *Ud. nació con arterias limpias y flexibles, y así debieran permanecer hasta la hora de esa rara enfermedad llamada vejez. De todos modos, las arterias de la mayoría de los norteamericanos (y de la gran mayoría de los habitantes de los países de Occidente) están recargadas con colesterol, grasas y calcio (no activo)—una combinación que con el tiempo endurece y hace colapsar a las arterias. ¡Privado de sangre oxigenada, el corazón experimentará un infarto, o el cerebro sucumbirá ante un derrame, y la víctima tendrá que ser sometida a un "bypass" o a terapias físicas, o... ¡Todo tan rápido; no hay avisos!*[2]

Las grasas falsas, introducidas al organismo a través de los alimentos derivados de animales—como las carnes, la leche, el queso, los huevos y la mantequilla—, requieren de una gran cantidad de oxígeno para su metabolismo, debido a que vienen naturalmente desprovistas de este vital elemento.[3] Una ingesta muy alta de estas grasas priva a los tejidos del cuerpo del oxígeno y aumenta los riesgos de infarto cardíaco, cáncer y obesidad.

Una sangre cargada de *grasas saturadas* tiende a espesarse, con lo que el oxígeno y los demás nutrientes presentes en ella—y que deben llegar a tiempo a su destino final: las células—, se desplazan muy lentamente, dando lugar a que la bioquímica del *tejido epitelial* que recubre el interior de las arterias se altere peligrosamente.

Las arterias así afectadas cambian su permeabilidad y su membrana se torna más porosa, permitiendo con ello que las grasas y el colesterol entren en contacto directo con las capas de tejidos musculares ubicadas por debajo de la membrana (o endotelio) protectora de las arterias. En consecuencia se inicia un proceso inflamatorio en estas arterias, que con el paso del tiempo dará lugar a la formación de una pequeña llaga a la cual se adherirán *grasas saturadas*, colesterol y minerales inorgánicos en forma de *placas* o chapas.

De continuar este proceso, sin nada que lo frene o atenúe—lo cual casi siempre sucede—, estas placas se engrosarán hasta obstruir las arterias en porcentajes variados, según el tipo de organismo de la persona. A este proceso la ciencia médica lo denomina *arteriosclerosis*.

La ruta segura hacia un infarto cardíaco

La obstrucción gradual de las arterias hace que la presión sanguínea aumente (hipertensión arterial), con lo que se acelera el proceso de degeneración de las mismas. Si la obstrucción ocurre en las arterias que alimentan al corazón, el recortamiento del suplido de oxígeno de este órgano vital es inevitable. Y cuando la obstrucción sobrepasa el 80%, sobreviene lo temido:¡la muerte total o parcial del músculo cardíaco; es decir, un infarto!

Los infartos cardíacos gozan de la mal creada fama de ser impredecibles. Antes de un infarto generalmente se producen síntomas que nos avisan que algo no está bien con nuestro corazón. El dolor agudo del pecho, o *angina pectoris*, así como los dolores o pesadez o calambre del brazo izquierdo son los síntomas premonitorios de una galopante cardiopatía que bien podría culminar en un infarto. Pero todos estos avisos suelen presentarse más bien en organismos de más edad; mientras que en organismos jóvenes, no detriorados, los infartos se presentan sin aviso alguno, y estos casi siempre resultan fulminantes para sus víctimas.

Casi nadie sospecha de la leche de vaca como propiciatoria de un porcentaje significativamente alto de infartos cardíacos en la población. Y es que la mayoría de las personas asumen que la leche de nuestros días no es tan alta en grasas como solía serlo en el pasado. La verdad es que un vaso de leche de ocho onzas puede contener hasta un 35% de calorías provenientes de las grasas, y más de 30 mg de colesterol.

El contenido promedio de grasa en la leche de vaca es de 3.5%. Más del 80% es grasa saturada, y aunque la misma está generalmente formada por ácidos grasos de cadenas cortas—lo cual la hace aparentemente más digerible para el organismo—, este tipo de grasa resulta mucho más 'pegajosa' que la del humano. Y han sido estas *grasas saturadas* 'pegajosas' las que han estado bajo la mirilla de los cardiólogos y endocrinólogos por años, ya que están implicadas en el endurecimiento de las arterias así como en la formación de placas o chapas obstructivas en las mismas.

¡Ni siquiera los niños escapan a la trágica posibilidad de un infarto cardíaco! Muchos médicos pediatras del mundo, especialmente de los países más desarrollados, se alarman y lamentan por una situación que consideran un hecho traumatizante y vergonzoso: el tener que pasar por la pena de reportar a los departamentos de estadísticas de salud de sus gobiernos la cantidad siempre en aumento de muertes de infantes por fallo cardíaco.

La homogeneización: ¡tremendo fiasco!

Puesto que el consumo de leche en los pueblos es directamente influido por los abusos de las propagandas engañosas—pues es bien sabido que la ambición de los industriales es demedida—, puede comprenderse por qué año tras año la demanda de leche por parte de los consumidores, aumenta considerablemente. Es por ello que resulta muy fácil establecer una relación directa entre el aumento de los niveles de triglicéridos, el colesterol y el ácido úrico en la población.

Muchos 'lactohólicos' argumentan que la homogeneización y el desgrasamiento de la leche de vaca reducen significativamente los males ligados a las grasas presentes en la misma. Pero lo cierto es que muy pocas personas conocen ni se imaginan lo que verdaderamente ocurre durante la *homogeneización*.

En realidad, la *homogeneización* es un proceso mecánico que afecta únicamente el tamaño físico de los glóbulos de grasas de la leche. De ningún modo interfiere con los niveles de grasa de la misma, ni altera su estatus químico. Pero lo que la homogeneización sí hace es empequeñecer los glóbulos de grasa, con lo cual se facilita el paso de ésta hacia el interior del organismo a una velocidad peligrosa. Obviamente, después de ser homogeneizada, la leche de vaca posee la misma cantidad de *grasas saturadas* que antes, con la diferencia de que una vez procesadas con este método, las mismas penetran al organismo con mucho más facilidad.

Contrario a lo que comúnmente se cree, la *homogeneización* sí contribuye a que las grasas presentes en la leche de vaca puedan tener fácil acceso al interior de nuestro organismo, lo cual sería prácticamente imposible de otro modo. Y ello es así en vista de que durante dicho proceso, como hemos dicho, los glóbulos de grasa presentes en la leche son reducidos a un tamaño tan pequeño que les resultará posible atravesar con facilidad el tejido epitelial que recubre los intestinos. Aunque los mismos están supuestos a impedir el paso de sustancias más grandes que sus poros hacia el interior de nuestro sistema.

Si la *homogeneización* fuera eliminada como método de tratamiento industrial de la leche, se evitaría con ello una gran cantidad de problemas de salud, ya que mucha de la grasa presente en ella no podría ser tan fácilmente absorbida, ya que el tamaño normal de los glóbulos de grasa es muy superior al de los poros a través de los cuales le sería posible acceder a nuestro medio interno.

Peor aún es el hecho de que un muy alto porcentaje de las *grasas insaturadas* presentes en la leche se saturan durante el proceso de la *pasteurización*, gracias al aumento de temperatura que le caracteriza. Razón por la que una considerable cantidad de personas no puede digerir los lácteos tan bien como quisieran.

¡Ojo con las etiquetas!

En su afán de eludir un contacto imprudente con las *grasas saturadas*, muchas personas tratan de aplicar su juicio selectivo al escoger una clase de leche con menor cantidad de grasa o "descremada" (*skimmed milk*). Tristemente, muchos de sus esfuerzos son visiblemente frustrados ya que los manufacturadores de alimentos con alto contenido graso—como la leche—tratan de ocultar o disfrazar los verdaderos porcentajes de grasa presentes en ellos.

Es muy probable que la industria láctea no haya sido la primera en hacerlo, pero ella es bien reconocida por sus notorios fraudes de información, en lo que tiene que ver con el porcentaje de grasas que aparece en sus etiquetas.

Desgraciadamente, la mayoría de los consumidores simplemente asumen que lo que leen en las etiquetas es verdad. He aquí un ejemplo escalofriante de la manipulación de los porcentajes de grasas presentes en las leches de algunas de las marcas más reconocidas, tal y como aparecen en los estantes de los supermercados. El siguiente cuadro presenta un porcentaje de grasa, según aparece en las etiquetas, en oposición a su verdadero porcentaje de grasa:

% de grasa en la leche en proporción al peso	Verdadero contenido de grasa en % calórico
Leche entera (3%)	49%
2%	35%
1%	23%
Leche descremada →	Menos de 5%

Puesto que gran parte del peso de la leche responde a su contenido en agua, el peso de su grasa es mínimo en comparación. Pero siendo que el agua no contiene calorías, las cifras calóricas deben aplicarse directamente a las grasas.

Tanto en Canadá como en los EE.UU., los manufacturadores de alimentos colocan una sección con la información nutricional del producto en uno de los lados o en la parte trasera del empaque. Y justo aquí es donde podemos encontrar la información que nos permitirá calcular el verdadero porcentaje de grasa del producto.

Veamos, por ejemplo, cuánta grasa encontramos en un servicio típico de queso mozarella hecho con leche descremada, baja en grasa, y etiquetada intencionalmente con la cifra de 7% de grasa de leche. Todo lo que necesitamos encontrar en el empaque es el número de calorías por servicio, usualmente identificado como:

Energy............149 Cal.

Luego, busquemos la cantidad de grasa por servicio expresada como:

Fat............5.8 gr

El resto es asunto de matemática simple. Para calcular el verdadero porcentaje de grasa, primero debemos convertir uno de los números para poder dividir entre las mismas unidades (recuerde que matemáticamente no podemos sumarle manzanas a las naranjas).

Sabemos que un gramo de grasa aporta 9 cal/gr (calorías por gramo). Por lo tanto, partiendo del ejemplo de más arriba, convirtamos entonces el número de de gramos de grasa en caloría. Por cada gramo de grasa obtenemos 9 calorías. Así que si tenemos 5.8 gr, debemos multiplicarlos por 9 cal/gr, lo cual nos dará:

5.8 gr x 9 cal/gr = 52.2 calorías

El próximo paso será dividir el número de las calorías de la grasa entre el total de las calorías por servicio. Entonces dividamos 52.2 calorías entre 149 calorías:

52.2 cal/149 = 0.35

Por último, lo multiplicamos por 100 para obtener el

verdadero porcentaje de grasa:

$$0.35 \times 100 = 35\%$$

¡Así que este producto contiene un 35% de calorías de grasa! Muy por encima del 10%-15% al que deberíamos celosamente aspirar. Ud. puede pensar que si se usa la leche únicamente como condimento, el peligro no puede ser tan serio después de todo. Pero lo cierto es que la leche es consumida en grandes cantidades hasta la misma vejez, lo cual explica la causa de los variados achaques que se observan en la senectud: artritis, reumatismo, colitis, diabetes, arteriosclerosis, etc., por nombrar unos pocos. Y aunque en toda justicia no podríamos culpar a la leche de ser la causante principal de estas condiciones de salud, no es menos cierto que su consumo las precipita y agrava, sin lugar a dudas.

Toxinas en las grasas

A todo lo anteriormente expuesto sobre la problemática de la grasa de la leche de vaca debo sumarle otro elemento que las personas comunes pasan por alto, pero que no deja de representar un enorme riesgo para la salud. Me refiero aquí a algunos ingredientes asociados a la grasa en la leche, y que las etiquetas no reflejan.

La grasa animal es una excelente reserva natural de sustancias tóxicas provenientes del medio ambiente o de la falsa alimentación, y de la abusiva medicación a que son sometidos los animales. Con la grasa vienen asociadas una increíble cantidad de hormonas sintéticas, residuos de pesticidas, herbicidas y antibióticos de un impacto aplastante para la salud de sus devotos consumidores.

Contra estas toxinas no existen plantas ni métodos

industriales de tratamiento. Por consiguiente, estas se almacenarán en los tejidos de nuestros órganos, estorbando su delicada fisiología y estableciendo las bases para enfermedades futuras. El poder de degeneración de las toxinas que de este modo ingresan a nuestro organismo, es desconocido por la mayoría de los amantes de la leche. Pero si Ud. desea saber qué tan peligrosas pueden llegar a ser, espere llegar al capítulo 10, titulado "Los 'otros' peligros de la leche," en donde abordamos con más detalles los daños inferidos a nuestra salud por muchas de las toxinas presentes en la grasa de la leche de vaca. Y es que en vista de que la mayoría de los problemas de salud que se derivan del consumo de leche están asociados a la naturaleza de su grasa, consideramos oportuno dedicarle un capítulo completo al estudio de la grasa como tal.

Si Ud. es médico, la comprensión de los principios bioquímicos que presentamos en el capítulo siguiente, le será de gran ayuda al momento de decidir qué recomendarle a sus pacientes afectados por alguno de los trastornos orgánicos innegablemente relacionados con las grasas de origen animal. Y si Ud. no es médico, igualmente le recomiendo que lea con atención y detenimiento la información que proveemos, a modo de instrucción, en el siguiente capítulo. La correcta comprensión de los principios allí expuestos, le ayudará a ser más responsable y selectivo a la hora de incluir la grasa en su comida.

¡Se lo aseguro!

Referencias bibliográficas

[1] Erasmus, Udo. *Fats That Heal, Fats That Kill.* Burnaby BC, Canada: Alive Books, 1993. Pág. 3.

[2] Diehl, Hans, M.D. *To Your Health.* Redlands, CA: The Quite Hour, 1987. Pág. 21.

[3] Budwing, Johanna, M.D. *Flax Oil As a True Aid Against Arthritis, Heart Infarction, Cancer and Other Diseases.* Vancouver BC, Canadá: Apple Publishing Company, Ltd., 1994. Pág. 8.

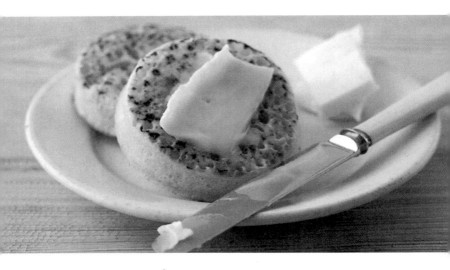

La finalidad biológica primaria de la leche de vaca es ayudar a un becerro de 60 libras a convertirse en una vaca de 600 libras en menos de 8 meses. Este líquido pro "crecimiento milagroso" tiene varias cualidades que hacen posible esta hazaña. La leche de vaca es 50% grasa, proporcionando 600 calorías que favorecen su crecimiento por cada cuarto de leche.
— Dr. John McDougall

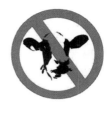

5

Un 'close-up' a la grasa

ara poder comprender mejor el comportamiento de la grasa de la leche de vaca, o de cualquier otro animal, y cómo ella desmedra nuestra salud, haríamos bien en volcarnos a conocer un poco más de cerca a los *ácidos grasos*—los componentes básicos de las grasas.

Entender cómo el comportamiento de estos ácidos es influido por su forma y tamaño, y cómo ese comportamiento, a su vez, puede repercutir en nuestro estado de salud, es la clave para solucionar el dilema de las grasas.

Todos los *lípidos* o grasas están formados por moléculas de ácidos grasos. Ahora bien, los ácidos grasos—los "bloques de construcción" de todas las grasas—vienen en diferentes formas y tamaños.

Una molécula de ácido graso se asemeja bastante a un gusano en su forma. Es tan pequeña que una sola gotita de aceite puede contener hasta 100 quintillones (un 100 seguido de 18 ceros). Una cadena de ácidos grasos está enteramente compuesta de átomos de carbono e hidrógeno, y el largo puede variar entre un rango de 6 átomos de carbono (ej.-en el caso del ácido butírico, presente en la mantequilla) hasta 24 átomos de carbono (como en el caso de la grasa que reviste el cerebro, el DHA)

Según sea la calidad de estos ácidos grasos, y según

el lugar en donde vayan a ser utilizados en nuestro organismo, nos afectarán para bien o para mal. La calidad de los ácidos grasos es determinada por el origen o fuente de los mismos, así como por la forma como sean tratados en la preparación de los alimentos o en su procesamiento industrial. Por ejemplo, los ácidos grasos que aparecen en el trigo y en la semilla de la calabaza son de una calidad muy superior en comparación con los ácidos grasos que encontramos en la leche y en la mantequilla. En este mismo tenor, los ácidos grasos presentes en una mazorca de maíz son de mucho mejor calidad que los que se encuentran en un tarro de mantequilla del mismo cereal, o en las margarinas.

Imaginemos por un momento que, por virtud de alguna sustancia misteriosa logremos hacer aumentar el tamaño de un ácido graso unos 100 millones de veces. Ud. terminaría teniendo en sus manos un ácido graso del largo de la uña del dedo pulgar de un adulto. A simple vista, Ud. notaría que este ácido graso es un poco brillante y ligeramente pegajoso al tacto.

Una mirada más cercana a este ácido graso con forma de gusano le revelaría algunos detalles interesantes sobre el mismo: tras contar cierta cantidad de anillos, se advertiría que hay uno que resalta más que los demás por tener un color más tenue. Y esto se repetiría secuencialmente... Estos anillos funcionan como eslabones que unen entre sí los segmentos o grupos de anillos que conforman al ácido graso.

Clasificación básica de los ácidos grasos

Si los ácidos grasos a observar fueran de origen animal, Ud. notaría que la mayoría son más pequeños que los de los vegetales, por ejemplo; y que además, no contienen esos anillos de color más tenue. Estos ácidos grasos de origen animal son reconocidos como *saturados*.

Si la cadena de anillos de un ácido graso es un poco más larga que la de los *saturados*, y presenta un solo anillo que sirve para unir la cadena, formando dos grupos o segmentos de anillos, entonces se le da el nombre de ácido graso monoinsaturado. Pero es posible que Ud. advierta la presencia de otros ácidos grasos mucho más largos que los *saturados* y *monoinsaturados*, y cuya cantidad de anillos o eslabones los supera. Dentro de esta categoría están los poliinsaturados y los *superinsaturados*.

Los ácidos grasos *saturados* y *monoinsaturados* de origen animal merecen nuestra atención por su incuestionable participación en el proceso de iniciación y complicación de muchas de las enfermedades degenerativas modernas que ya hemos mencionado en capítulos anteriores. Utilizando el mismo ejemplo inicial, Ud. se daría cuenta de que estos ácidos grasos *saturados* de origen animal son mucho más pegajosos al tacto que los otros grupos de ácidos grasos mencionados, incluyendo los *saturados* de origen vegetal.

Esta pegajosidad es un muy mal indicio... Cuando estos ácidos grasos 'pegajosos' se adhieren a los glóbulos rojos presentes en la sangre, hace que éstos se tornen pegajosos a su vez y que, al entrar en contacto con otros glóbulos rojos, se aglutinen formando así los *trombocitos*. Quizás el término *trombocito* no le suene muy familiar, pero le aseguro que si en los cementerios fuese obligatorio identificar las causas de muerte en los epitafios de las tumbas de sus 'silenciosos clientes,' en muchos de ellos leeríamos: "Causa de muerte: infarto cardíaco por *trombocitos*." Y es que éstos parecen encomendárseles la infernal misión de ocluir los vasos sanguíneos—tanto los pequeños como los grandes—, con lo que el paso libre de la sangre hacia los órganos que deben ser alimentados por ellos es impedido. Y no es difícil imaginar qué puede pasarle al corazón si éste no recibe suficiente sangre...

Tipos de 'enlaces' en los ácidos grasos

A estos anillos especiales, o eslabones, a los que nos hemos estado refiriendo, los bioquímicos los denominan *enlaces dobles*. Existen también los *enlaces sencillos*, que son los que unen los átomos de carbono entre sí, y a éstos con los de hidrógeno en la cadena química de los ácidos grasos. Pero son los *enlaces dobles* los que revisten mayor importancia por estar particularmente vinculados con aquellas grasas que intervienen en los procesos de 'regeneración celular' del organismo.[1]

Los ácidos grasos *insaturados* presentes en las plantas y vegetales, pueden presentar desde 1 hasta 6 *enlaces dobles* en su cadena. Estos *enlaces dobles* cambian completamente las propiedades químicas y biológicas de los ácidos grasos que los contienen, además de marcar la diferencia entre una grasa regenerativa y otra degenerativa. Las grasas que poseen *enlaces dobles* en sus cadenas rejuvenecen al organismo y revitalizan al cerebro bionergéticamente.

La grasa animal posee, además, un porcentaje muy bajo de ácidos grasos *insaturados*. Y aún cuando se observara una presencia muy destacada de ácidos grasos *poliinsaturados* y *superinsaturados* en dicha grasa en un caso supuesto, claro está. La verdad es que no existiría ninguna ventaja por ello, ya que estos ácidos grasos "buenos" presentes en el tejido animal, difieren marcadamente de sus homólogos de origen vegetal.

La diferencia entre los ácidos grasos *insaturados* de una planta y los de un animal, consiste en que las plantas 'insertan' sus *enlaces dobles* en la cadena grasa en puntos diferentes que los animales. Esta diferencia parecía no haber tenido ningún significado para la ciencia en años anteriores. Pero hoy día es un hecho indiscutible cómo esta pequeña diferencia tiene profundas implicaciones clínicas y nutricionales en la salud general de los humanos.

Pero tanto las plantas como los animales pueden modificar los ácidos grasos *saturados*. Ambos 'insertan' uno o dos *enlaces dobles* en la cadena, a la vez que remueven dos átomos de hidrógeno de la misma. De esta forma una *grasa saturada* puede ser convertida en *insaturada*.

Los seres humanos raramente insertan '*enlaces dobles*' en ácidos grasos con menos de 16 átomos de carbono en su cadena ¡Ojo con la leche y las carnes!

Dos familias prominentes de ácidos grasos

Todos los ácidos grasos tienen en el extremo izquierdo de su cadena un grupo metil (H3C), y en el extremo derecho un grupo ácido (COOH). Las enzimas humanas no pueden colocar un enlace doble en posiciones más cercanas que el carbono número 7, con relación al grupo metil. Por otro lado, las plantas pueden colocar sus *enlaces dobles* en la cadena de ácidos grasos en posiciones tan cercanas como el carbono número 6 y 3, con respecto del grupo metil. Esta habilidad le permite a las plantas crear dos 'familias' de ácidos grasos, conocidas como omega 3 (w3) y omega 6 (w6).

Estas familias de ácidos grasos—w3 y w6—son consi-

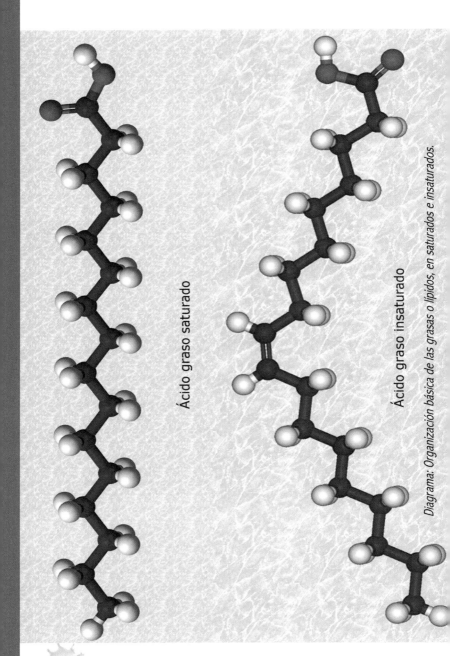

Ácido graso saturado

Ácido graso insaturado

Diagrama: Organización básica de las grasas o lípidos, en saturados e insaturados.

deradas esenciales para el ser humano, ya que al no producirse de forma natural en nuestro organismo, éste debe obtenerla de los alimentos.

Como ya explicamos anteriormente, los ácidos grasos insaturados con uno o más *enlaces dobles* en su cadena son conocidos como poliinsaturados; pero el mercado usa este término para referirse a los ácidos grasos w6 que se encuentran en los aceites vegetales populares. Los miembros de los w3—también poliinsaturados por tener más de dos *enlaces dobles* en su cadena—pueden ser mejor llamados superinsaturados, para distinguirlos de los w6.

Tanto los w3—presentes en las semillas de lino, de la canola, de la calabaza y otras como los w6—presentes en las semillas de girasol, en la soja, en el ajonjolí y en la semilla de calabaza—, están implicados en una serie de estudios clínicos que demuestran su acción regeneradora en el organismo.[2]

La solución a un viejo dilema: ¿grasas saturadas o no?

Es bueno también conocer los nombres de algunas de las *grasas saturadas*:

* *Ácido esteárico* (presente en carnes, leche, mantequilla, chocolate, etc)
* *Ácido palmítico* (presente en el coco, las palmas, el chocolate, etc.)
* *Ácido butírico* (presente en la mantequilla)
* *Ácidos caprílico, cáprico y caprónico* (presentes en las leches de vaca y de cabra).

Algunos de estos ácidos grasos saturados juegan un

papel secundario en algunos de los procesos artríticos, así como en la degeneración de las arterias y de los nervios del cerebro. Se sabe, también, que la esclerosis múltiple—una enfermedad degenerativa del sistema nervioso—está asociada a una dieta rica en *grasas saturadas* de origen animal.

¡Pero no nos confundamos! Nuestro cuerpo necesita las *grasas saturadas* para obtener energía rápida, construir membranas, etc. Lógicamente, todas las grasas en la naturaleza contienen una cantidad mínima de ácidos grasos saturados que guardan una saludable proporción con los insaturados. Los ácidos grasos saturados están presentes también en algunas semillas y nueces… De ahí que el consumo de grasas provenientes de los animales no pueda justificarse sobre la base de nuestra necesidad de *grasas saturadas*.

De por sí, la leche es bastante baja en ácidos grasos esenciales (AGEs), ya que las bacterias presentes en uno de los cuatro estómagos de la vaca los destruyen por hidrogenación (saturación). A fin de prevenir esta destrucción de AGEs por bacterias, el alimento de la vaca debería ser sofisticadamente procesado por mecanismos muy complejos y costosos, pero éstos encarecerían la leche como producto final. En las leches que son sometidas a este tratamiento se advierte una alta presencia de *formaldehídos*—sustancias muy carcinogénicas que comprometen al colon, al hígado y a los senos.

Además, amigo lector, por cada dosis ingerida de grasa saturada animal, el organismo sacrifica una gran cantidad de AGEs para convertirlas en *insaturadas*. Y sin esos AGEs Ud. puede despedirse de un sistema circulatorio, nervios y corazón sanos.

Por otro lado, nuestro cuerpo utiliza las *grasas insa-*

turadas y los AGEs para construir membranas, crear potenciales eléctricos y movilizar corrientes eléctricas hacia el interior de nuestras células. También son utilizados para producir más energía. Pero nuestro cuerpo prefiere reservar los ácidos grasos w3 y w6 para realizar funciones similares a las hormonas en nuestros organismos, y para asistir al hígado y a otros tejidos delicados en la desintoxicación de los mismos.

TRANS y CIS: el lenguaje 'programático' del bien y el mal en nuestros organismos

No basta con que consumamos *grasas insaturadas* en sustitución de las saturadas para con ello garantizar una mejor salud. Si las *grasas insaturadas* vienen electrónicamente configuradas en el modo *trans*, en lugar del modo cis, su comportamiento en el organismo será como el de las *grasas saturadas*, aun cuando éstas sean intrínsecamente *insaturadas*.

En el modo *trans*, las grasas adoptan una posición rectilínea en sus cadenas, haciéndolas más estables y, por lo tanto, más difíciles de metabolizar por el organismo. Para dicho fin se requerirá una mayor participación de los complejos enzimáticos, y más energía por ende. Mientras que en el modo *cis*, las grasas adoptan la forma de un arco, lo cual las hace más inestables y, por lo tanto, más fáciles de metabolizar por el organismo.

Ahora preste atención a los próximos dos párrafos, por favor:

En la leche de vaca un porcentaje significativo de los ácidos grasos poliinsaturados viene configurado en el modo *trans*. Pero los ácidos grasos de los cereales, vegetales y nueces vienen configurados en el modo *cis*. ¿Podría

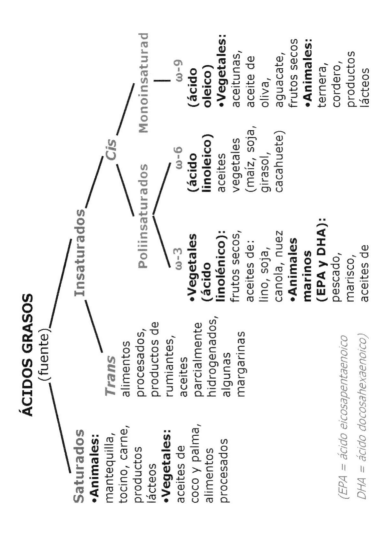

ÁCIDOS GRASOS
(fuente)

Saturados
•Animales: mantequilla, tocino, carne, productos lácteos
•Vegetales: aceites de coco y palma, alimentos procesados

Insaturados

Trans
alimentos procesados, productos de rumiantes, aceites parcialmente hidrogenados, algunas margarinas

Cis

Poliinsaturados

ω-3
•Vegetales (ácido linolénico): frutos secos, aceites de: lino, soja, canola, nuez
•Animales marinos (EPA y DHA): pescado, marisco, aceites de

ω-6
(ácido linoleico)
aceites vegetales (maíz, soja, girasol, cacahuete)

Monoinsaturad

ω-9
(ácido oleico)
•Vegetales: aceitunas, aceite de oliva, aguacate, frutos secos
•Animales: ternera, cordero, productos lácteos

(EPA = ácido eicosapentaenoico
DHA = ácido docosahexaenoico)

Diagrama: Organización comprensiva de los ácidos grasos.

considerarse una casualidad de la vida el que particularmente aquellos alimentos naturales, cuyas grasas vienen configuradas en el modo *cis*, posean propiedades regenerativas? ¡No lo creo así! Mil quinientos años A.C., el pueblo de Israel había recibido instrucción específica por parte de Dios de que no debían ingerir grasa de origen animal (Levítico 3:17). La firme adherencia del pueblo de Israel a este y otros principios de salud, lo convirtió en la nación más saludable del mundo. Mientras las naciones vecinas eran diezmadas por enfermedades como la lepra, Israel se gloriaba de ser la nación a la que la sabiduría del Creador preservaba de manera especial contra las enfermedades más temibles de la época. ¿Tenía algo que ver con la prohibición de Dios para Israel tocante al consumo de grasa animal, con la fatídica configuración *trans* inherente a ellas? Es posible. Pero de no ser así, una inmutable verdad se desprende del relato bíblico: la bioquímica humana no fue originalmente diseñada para procesar las grasas de origen animal.

Los aceites provenientes del reino vegetal son incluso recomendados para combatir los efectos nocivos causados por la ingesta de grasas de configuración 'extraña.' Y ello se debe a que las grasas configuradas en el modo *cis*, y que están naturalmente presentes en los vegetales, poseen el formato estructural molecular correcto para poder trabajar a favor de las células y sustancias que resultan directamente beneficiadas por su presencia en el organismo.

¿Y qué del colesterol?

Siendo que el colesterol es precursor de las hormonas sexuales de los animales—y ya mencionamos algo sobre la presencia de hormonas en la leche—, no deben de extrañarnos las frecuentes denuncias por parte de pediatras y cardiólogos en contra del uso de la leche de vaca.

El colesterol es una sustancia que se fabrica exclusivamente en los tejidos de los animales y del hombre—a partir de un acetato de dos moléculas de carbono que se produce en el interior de nuestras células—, por mediación de los ácidos grasos, o los azúcares o los aminoácidos. Un cuerpo normal posee aproximadamente 5 gramos de colesterol, que utilizará para producir hormonas y ácidos biliares, y para la regulación de la fisiología de las membranas celulares.

El colesterol es imprescindible para la vida, pero cuando nuestros organismos reciben el colesterol vía la dieta (al consumir productos de origen animal), éste comporta un efecto completamente contrario a lo esperado o deseado. Este colesterol—muy alto en LDL (lipoproteínas de baja densidad) y bajo en HDL (lipoproteínas de alta densidad)—es apenas metabolizable por el organismo: 'sofoca' a las células, endurece las arterias, daña la vesícula, desnaturaliza las hormonas fabricadas a partir de él, gasta las reservas corporales de vitamina B6, cinc, colina, inositol y cobre, y entorpece el metabolismo de la vitamina C.

No es difícil determinar cómo el colesterol logra adueñarse de nuestra bioquímica personal...Una forma como los colesteroles oxidados (conocidos como *oxisteroles*) llegan a nuestro torrente sanguíneo es a través de los alimentos procesados.[3] Según el investigador médico Joseph Hattersley, M.A., de Olympia, Washington, "muchos oxisteroles alcanzan a las personas a través de la leche...y los huevos empleados en los alimentos procesados, así como por medio de las comidas rápidas."[4]

La leche de vaca es rica en colesterol oxidado, y su obra de degeneración en los organismos que la consumen—especialmente los niños—es más que escalofriante. Mucho del colesterol que se obtiene a través del consumo de la leche se deriva directamente del metabolismo de las proteínas lácteas en nuestro organismo. Puede decirse que este proceso es un recurso de defensa bioquímica de nuestro cuerpo.

En estudios realizados en el Hospital Luterano de New York, en el año 1961, en los cuerpos de más de 75 niños, muertos en el lapso de un año por variadas causas, se encontró que todos ellos tenían algún grado de arteriosclerosis (obstrucción de las arterias), acompañado de una significativa presencia de colesterol en las placas obstructivas.

El 65% de los niños estudiados eran obesos, y los que no lo eran presentaban bazos y vesículas un poco más agrandados que los del resto. Cuando se encuestó a los padres, todos, exceptuando cuatro de ellos, confesaron que sus niños consumían un promedio de casi 2 litros de leche por día. ¡Ufff! ¿Puede ver ahora con claridad por qué la grasa de la leche de vaca puede ser dañina y mortal para Ud. y sus hijos?[5]

En el año 1984, el gobierno de los EE.UU. pidió al Dr. Robert Levy—cardiólogo de la Universidad de Columbia—, quien dirigiera un estudio de 10 años de duración, y cuya conclusión definitiva debía presentarse a la población nacional para determinar si existía una relación directa o no entre el consumo del colesterol dietético que aparece en la leche, la carne y los huevos, y la alta incidencia de infartos cardíacos.[6]

"Si podemos lograr que cada persona disminuya su colesterol en un 10%-15% al cortar con la grasa y el colesterol dietético, las muertes por ataques cardíacos disminuirán hasta en un 20%-30% en este país," concluyó el Dr. Levy. , el Concilio Nacional de Leche—el cual posee capítulos en más de 128 ciudades de los EEUU., y quien además invierte sumas millonarias en dólares en promociones y publicidad anualmente—, no se quedó con los brazos cruzados ante lo que consideró ser una atrevida ofensiva dirigida contra la industria de los lácteos.[7]

Si Ud. está enfrascado en una batalla de "vida o muerte" contra la obesidad y/o colesterol, procure entonces dar el importante paso de eliminar la leche y sus derivados de su dieta y, más importante aún, de su vida. ¡Los resultados serán tan favorables, en un tiempo relativamente corto, que no se arrepentirá de su decisión! ¡Se lo aseguro!

¡Haga la prueba!

Referencias bibliográficas

[1] Erasmus, Udo. Fats That Heal, Fats That Kill.Burnaby BC, Canadá: Alive Books, 1993. Págs. 4,16.

[2] *Ibid.*, pág.45.

[3] Morin, R.J., and S. K.Peng. "The Role of Cholesterol Oxidation Products in the Pathogenesis of Atherosclerosis." *Annals of Clinical and Laboratory Science* 19:4, págs. 225-237 (julio/agosto 1989).

[4] Hatersley, J.G. "Acquired Atherosclerosis:Theories of Causation, Novel Therapies." *Journal of Orthomolecular Medicine* 6:2, págs83-98 (1991).

[5] "Diet and Stress in Vascular Disease," *Journal of the American Medical Association*, 3 de junio del 1961.

[6] *Ibid.*

[7] Levy, Robert, M.D. "Diet and Human Degeneration: The great Cholesterol Gambit." *Leading Edge Research*, 1996.

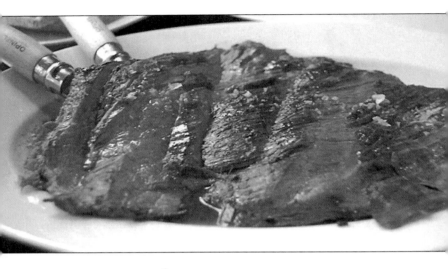

Un estudio realizado por la Asociación Americana de la Diabetes revela que las personas que consumen alimentos con proteína animal son más propensas a desarrollar diabetes.

El estudio determinó que el consumo de proteína animal, incrementa el riesgo de desarrollar diabetes tipo 2 en un 13%.

— Dr. Elio Riboli.

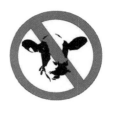

La otra cara de la proteína

D e todos los mitos sobre los que procura justificarse el consumo de leche, ninguno es tan deletéreo para la salud del consumidor como el que sugiere que para lograr un desarrollo más completo del organismo, es necesario consumir ciertas cantidades de proteínas "completas"—es decir, de origen animal—con la dieta.

Desde muy temprana edad se nos comienza a recordar, casi con insistencia, que debemos consumir 'suficiente' proteína *con la dieta*. Las escuelas están condicionadas para decirnos, aun desde la escuela elemental, que existen "cuatro grupos" de alimentos que deben conformar nuestra dieta diaria, de los cuales las proteínas "completas" resaltan protagónicamente.

Coincidencialmente—¿o intencionalmente?—esos "cuatro grupos" alimentarios básicos son los mismos que le fueran literalmente impuestos o 'sugeridos,' hace más de cuatro décadas, a el *Food & Drug Administration* (Dirección de Alimentos y Fármacos; o FDA, por sus siglas en inglés) de los EE.UU., por el *National Egg Board* (Junta Nacional del Huevo), por el *National Dairy Council* (Consejo Nacional de Lácteos) y por el *National Livestock and Meat Board* (Junta Nacional de Ganado y Carne) ¡¿No le parece todo esto muy sospechoso?!

Una concepción científica errada

La creencia popular de que la proteína animal es cualitativamente superior a la proteína vegetal, está fundada en un estudio realizado por los biólogos Osborn y Mendel en el año 1914. Este estudio habría de determinar las cantidades recomendables de proteína a ingerir por la especie humana a partir de la dieta.[1] Naturalmente, estos estudios fueron realizados en ratas, ya que los experimentos en humanos eran legalmente prohibidos. Osborn y Mendel observaron que las ratas alimentadas con proteína animal tuvieron un crecimiento más rápido que sus homólogas alimentadas con proteína vegetal. Estos resultados crearon un inusitado entusiasmo entre los nutricionistas y biólogos de aquella época, lo cual creó el clima apropiado para clasificar a las proteínas provenientes de las carnes, los huevos y la leche como 'clase A', a la vez que se clasificaba las de origen vegetal como 'clase B.'

Estas ideas tan rígidas sobre la clasificación de las proteínas fueron descartadas por Inglaterra en el año 1959; pero nuestros países—inclusive los EE.UU.—continúan siendo manipulados y condicionados para que continúen aceptando este viejo y obsoleto dogma.

Originalmente, la cantidad de proteínas que se recomendó para satisfacer las necesidades diarias de los humanos fue de 190 gramos por día; pero esa cantidad exigía un volumen tan exagerado de ingesta de carnes, huevos y leche diariamente, que no era posible consumir sin que los órganos digestivos resultasen significativamente maltratados.

Ya por los años 80 se hablaba de 70-80 gramos de proteína al día, pero mucho daño se había producido ya con la anterior recomendación: las enfermedades cardiovasculares se habían hecho sentir con fuerza; la diabetes y la artritis estaban en su apogeo; y el cáncer aparecía como el número uno en la lista de las causas principales de muerte en los EE.UU. y en otras naciones de Occidente.

A finales de los años 80 varios científicos de Alemania y de los EE.UU. recomendaron que se adoptara la medida de 40 gr. de proteína por día, ya que numerosos estudios sobre la etiología o causa de algunas enfermedades degenerativas que se acentuaron por aquella época, comenzaban a apuntar hacia la proteína animal como la principal responsable de las mismas. A pesar de ello, se hicieron muy pocos esfuerzos para la erradicación total de la proteína animal de la dieta humana. Como se demostrara más tarde, esa meta era sencillamente imposible de lograr: ¡era una utopía!

Los científicos cuyas especialidades le permiten comprender mejor la fisiología del cuerpo humano no están totalmente de acuerdo con el modelo de requerimientos proteicos que todavía suele observarse en las cantidades recomendadas por el Departamento de Agricultura de los EE.UU. (USDA, por sus siglas en inglés), y del cual casi toda Latinoamérica ha estado copiando por décadas. Estos científicos sugieren una cifra ultra conservadora de apenas 2%-6% de proteínas a ingerirse con la dieta. Esta cifra porcentual representa un valor mucho menor que los 40 gr. recomendados después de revisarse la primera cifra. La leche humana—que contiene proteínas y *antígenos**—no sobrepasa el 5% de proteínas, mientras que la leche de vaca contiene un 15%. Esta diferencia debe ser

---

* Un antígeno es es una sustancia que desencadena la formación de anticuerpos y puede causar una respuesta inmunitaria.

tomada muy en cuenta, sobre todo cuando más del 60% de la ingesta total de proteínas de los niños proviene de la leche de vaca.

Esto Ud. debe saber sobre la proteína animal...

Desde el punto de vista de la biología, las proteínas de origen animal son clasificadas como "proteínas de alto estrés." Estas proteínas impactan negativamente al hígado, al cerebro y a los riñones. Pero lo que más preocupante es la forma como afecta al sistema inmunitario de sus consumidores. En un porcentaje increíblemente alto de quienes las ingieren, suele observarse una sorprendente cantidad de síntomas que atestiguan del rechazo de que son objeto por parte del organismo. Al igual que el resto de los nutrientes, las proteínas requieren del proceso de humanización, que se da en el hígado, para que puedan ser libremente ingresadas al sistema. Pero, más a menudo de lo que imaginamos, las proteínas de origen animal no son humanizadas e ingresan al torrente sanguíneo como *antígenos*—o sea, como "enemigas." Le siguen los cuadros alérgicos, las acidosis y una gruesa lista de alteraciones fisiológicas que impactan la calidad de salud de sus inocentes consumidores.

La proteína animal ha producido en muchos niños el mismo efecto que en las ratas de Osborn y Mendel: sus hormonas resultan excitadas, por así decir, con lo que su metabolismo se acelera peligrosamente, así como su crecimiento y desarrollo permaturo.

A muchas madres esto les contenta, pues creen que el crecimiento acelerado de sus niños es un indicio de buena salud, y de que poseen un organismo privilegiado. Pero la verdad es que este crecimiento prematuro y artificial contribuye a una serie interminable de males y enfermedades degenerativas que generalmente se manifiestan tarde en la niñez o en la adultez. El desarrollo prematuro, la obesidad, la diabetes, los trastornos cardiovasculares y muchos de los cuadros virales que se manifiestan en edades tempranas, son algunas de las afecciones que le siguen a una dieta rica en proteína animal.

Con lo que hasta la fecha se conoce sobre la proteína vegetal, es un hecho innegable que ésta puede proveer al organismo una calidad biológica que sería imposible esperar de la proteína de origen animal. Incluso si no comiéramos otra cosa que papas (con un contenido promedio de 11% de proteínas), conseguiríamos más que suficiente proteína para nuestras necesidades, aunque no necesariamente todos los nutrientes que necesitamos.

La edición revisada del libro *Diet For A Small Planet* (Dieta para un pequeño planeta), de Frances Moore Lappé, contiene bastante información sobre cómo planificar menúes basados en alimentos que no incluyan el uso de la proteína animal, lo cual, reiteramos, termina afectando la salud general del organismo humano.

¿Víctima de las propagandas?

Las compañías e intereses que comercializan la proteína animal—leche, queso, carnes, huevos, etc.—, por muchas décadas han consagrado sus esfuerzos a la diseminación de una gigantesca campaña cultural que tiene como objetivo fijar artificialmente en la mente del consumidor la necesidad de satisfacer sus supuestas necesidades de proteínas, en función de dos premisas falsas y mentirosas:

1. Que las proteínas que aportan un mejor rendi-

miento biológico al organismo son aquellas de origen animal; y

2. Que para satisfacer óptimamente las demandas proteicas del organismo, debe suministrársele un 30% de proteínas a través de la dieta.

¡Nada más lejos de la verdad! Por un lado, las proteínas de origen animal guardan bastante similitud con un carro viejo. ¿Qué haría Ud. si algún familiar cercano le regalara un carro con 300.000 millas recorridas? El motor del mismo tendría que ser reforzado y afinado un promedio de tres veces por año; el proceso de combustión sería tan defectuoso que guiarlo en esas condiciones sería un atentado contra el medio ambiente. ¡Económicamente sería una verdadera tragedia! Con las proteínas de origen animal pasa algo parecido: debido a que ya han sido utilizadas por el organismo de la vaca, su poder biológico viene mermado y nuestro cuerpo tendría que ensayar incontables formatos enzimáticos para tratar de adecuarlas para su manejo interno. El precio de semejante derroche de enzimas es muy alto para el organismo: inflamaciones crónicas, artritis, trastornos nerviosos, descalcificación ósea, envejecimiento prematuro, etc.

Por el otro lado, cada año que expira muere con él una buena cantidad de viejos dogmas científicos que son reemplazados por conocimientos frescos y actualizados. Esa misma suerte la han corrido muchos de los mitos conceptuales en relación con las proteínas. La cantidad de gramos de proteínas que los seres humanos debemos obtener con la dieta parecen disminuir con cada año que pasa, conforme los científicos reevalúan y confrontan la data nutricional y bioquímica disponible con las observaciones y experimentos más actuales. En los últimos siete años ha crecido entre los científicos la inquietud con respecto a los 30 gr. de proteínas por día. Aún cuando esta cantidad es realmente mucho menor que los 190 gr. propuestos a principios de siglo, no puede verse como ventajosa, en términos de salud, mientras la fuente de la misma sean los alimentos de origen animal. ¡Treinta gramos de proteína animal por día son suficientes para trastornar nuestros órganos digestivos, generar putrefacción dentro de nuestro organismo y estropear nuestras defensas naturales!

Naturalmente, esos falsos argumentos propagandísticos crean la plataforma para el avance de una industria multi billonaria—la de la carne y la leche—, que además consume más del 33% del agua fresca de las naciones, dejando en su estela billones de libras de desechos de animales y un saldo incontable de enfermedades humanas.

Consumir proteína vegetal es más saludable

Que la proteína vegetal es más que suficiente para los humanos, fue un concepto en el que se enfatizó bastante en una reunión anual de la Asociación Americana para el Avance de la Ciencia. En dicha reunión, el eminente nutricionista y médico, el Dr. John Scharffenburg, hizo referencia, entre otras cosas, a lo "difícil que es diseñar una dieta experimental y razonable que provea al adulto activo con las calorías adecuadas, y que a la vez sea deficiente en proteínas."[2] No obstante, reconoció que de ningún modo era "algo imposible de llevar a cabo."[3]

Esta declaración me hace pensar en otro aspecto de las propagandas de las industrias cárnica y lechera, en las que se infiere que un aumento de la actividad física requiere ser correspondido con un consumo proporcional de proteína animal. El manejo irresponsable de semejantes falsos criterios, gracias al poder de la publicidad, es muy preocupante ya que no es difícil que el consumidor deduzca que, de ser así, las proteínas de origen animal son imprescindibles para mantener el buen estado energético del organismo.

Según la Academia Nacional de Ciencias de los EE.UU., existe muy poca o ninguna evidencia de que la actividad muscular aumente la necesidad de proteínas del organismo. Por el contrario, si aumentamos la ingesta de proteínas por causa de un incremento de la actividad física, es mucho más probable que aumenten con ello los riesgos de dañar o afectar nuestros riñones, ya que la actividad física incrementada acelera la excreción urinaria; y una sobrecarga de proteína aumenta a su vez la concentración y cantidad de nitrógeno, creatina, úrea y albúmina que deben ser excretadas a través de los riñones. Todas estas sustancias son subproductos del metabolismo, y de no ser debidamente expulsadas del organismo se convertirían en una preocupante carga tóxica para éste. Pero el esfuerzo que le representa a los riñones el tener que filtrar de forma constante, día tras día, un exceso de estas sustancias, sin lugar a dudas terminará lesionando su capacidad funcional.

Definitivamente, la ingesta de leche, amparada en la excusa de garantizar una adecuado consumo de proteínas, no ha hecho más que recargar el ya sombrío panorama de afecciones y enfermedades asociadas a su consumo.

Los aminoácidos: un noble objetivo

Tenemos que partir de un principio básico: lo que en verdad debiera de perseguirse al procurar consumir proteínas, es su materia prima: los *aminoácidos*. Estos son los bloques de construcción de las proteínas, y durante la digestión de las mismas el organismo se concentra en tratar de liberar los *aminoácidos* en ellas contenidos a fin de poder emplearlos en la fabricación de hormonas, tejidos, proteínas y enzimas, entre otras cosas.

El proceso de liberación de los aminoácidos representa una gran inversión de energía por parte del organismo, y con mucha más razón si la proteína a ser digerida proviene de un tejido animal. La proteína animal abunda en nitrógeno, el cual es degradado hasta formar ácido úrico. En las fases intermedias de degradación del nitrógeno, se forma *amoníaco* y *úrea*. El *amoníaco* es un poderosos neurotóxico* que ha sido asociado a la epilepsia y al envejecimiento prematuro del cerebro, al mismo tiempo que media en la degeneración de las células del hígado.

Los *aminoácidos* debieran ser, por lo tanto, el blanco al cual apunten nuestros esfuerzos para garantizarnos una fuente segura y saludable de proteínas. Ellos se presentan en la naturaleza, enlos alimentos, en su estado libre o formando parte de largas cadenas de *polipéptidos*—, en los cereales, los granos, los tubérculos y algunos vegetales.

Cuando nuestros cuerpos reciben estos aminoácidos, el proceso de biosíntesis proteica se lleva a cabo en el interior de cada célula de la manera más natural. Y es que nuestro cuerpo está dotado de una inteligencia orgánica y unos principios bioquímicos inherentes que le permiten precisar y determinar qué clase de proteínas han de formar en cada tejido, qué cantidad y cuándo. Todo cuanto el cuerpo necesita para realizar esta magna labor

---

* Un *neurotóxico* es una toxina que afecta específicamente al sistema nervioso.

es la materia prima: los aminoácidos.

¡Cuidado con las proteínas de la leche!

Con las proteínas provenientes de la leche de vaca pasa otro tanto parecido a lo que sucede cuando se ingiere su grasa: éstas son completamente antinaturales para el ser humano por diferir tan diametralmente en su configuración molecular de las de nuestro cuerpo. Y un gran porcentaje de ellas no son biodegradables por el organismo, con lo que se aumentan considerablemente los riesgos de que la salud del consumidor desprevenido sea significativamente alterada.

Las proteínas presentes en la leche de vaca—especialmente la *caseína* y la *betalactoglobulina*—han recibido gran atención por parte de la comunidad médica internacional a causa de la exagerada reacción inmunológica que causan en la mayoría de los infantes y adultos que manifiestan una marcada hipersensibilidad intestinal a ellas. Esta respuesta del sistema inmunitario de estos infantes y adultos, ocurre en reacción a los *antígenos* de estas proteínas 'extrañas' al organismo.

Los recién nacidos poseen una capacidad digestiva inmadura, tanto a nivel del estómago como del intestino delgado. Esta condición facilita el paso de grandes moléculas intactas de proteínas a través de la barrera de la mucosa intestinal, obviando las estructuras inmunitarias de las mismas, y alcanzando finalmente el torrente sanguíneo.

Estos grandes péptidos, o proteínas intactas, actúan como *antígenos* para el sistema inmunológico de los niños, provocando reacciones alérgicas por hipersensibilidad e intolerancia hacia otros alimentos ricos en proteínas. Los síntomas gastrointestinales que regularmente acompañan a estas alergias son variados, e incluyen náusea, vómito y diarrea. Pero también pueden producir cansancio, fatiga, depresión e insomnio. A nivel del sistema pueden también observarse inflamación de los bronquios, asma, problemas circulatorios y trastornos cardiovasculares en un gran porcentaje de los niños así afectados. La inflamación intestinal local, producida como consecuencia de la alergia a las proteínas lácteas, puede infligir daños severos a la mucosa que recubre los intestinos de los infantes, con lo que se crean las bases para enfermedades secundarias: apendicitis, amigdalitis, hepatitis, etc.

En los EE.UU., es común encontrar casos de niños con anemias por deficiencia de hierro, sespecialmente si en el pasado han padecido de alergia a las proteínas de la leche de vaca. La causa de ello son los continuos sangrados intestinales ocasionados por la excesiva irritación de la mucosa intestinal que resulta de la ingesta de la proteína animal. Conjuntamente con este cuadro, se presenta una disminución de varios nutrientes importantes en la sangre, provocada por una absorción intestinal muy malograda a causa de la ya referida irritación intestinal. Además del hierro, la vitamina C y las vitaminas B1 y B12 se presentan en cantidades menores en los organismos de estos niños.

Hasta el día de hoy la industria lechera no cuenta con un tratamiento químico-físico adecuado para disminuir los niveles de proteínas en la leche. Por el contrario, los tratamientos de pasteurización y homogeneización de la leche alteran el estatus biológico de las proteínas en ella presentes. El calentamiento o deshidratación de la leche crea un efecto de "torrefacción"* en sus proteínas, por

---

* La *torrefacción* es el proceso de tostar... Utilizamos este término aquí para indicar que el efecto de calentar la leche tiene un efecto similar.

virtud de la asociación covalente* de la *caseína* con la lactosa.[4] Al alterarse de este modo, las proteínas se tornan químicamente más peligrosas para la salud.

Y hasta donde se sepa, la ciencia médica no dispone de ningún tratamiento efectivo que ayude a minimizar los daños inherentes al metabolismo de las proteínas de origen animal en el organismo...

Muchos de los daños a la salud hasta ahora reportados aquí, en relación con el consumo de proteínas de la leche de vaca, pueden ser mayormente atribuidos a la *caseína*. Pero la mayoría de los pediatras de la Asociación Pediátrica de Florida, en EE.UU., han fijado sus ojos especialmente en la *betalactoglobulina*. ¿Y qué tiene de especial esta proteína?

La *betalactoglobulina*—al igual que la proteína bovina ASB (albúmina sérica bovina)—aparece implicada en más de 20 estudios médicos en la génesis de la diabetes miellitus insulino-dependiente (DMID) en niños de 4 a 12 años de edad.[5] Esta temible enfermedad es virtualmente producida por la destrucción de las células productoras de de insulina en el páncreas: las *células beta*.

Aunque aún no se comprende totalmente el mecanismo o "ruta bioquímica" que estas proteínas siguen hasta la producción de la diabetes, se sabe, sin embargo, que dicha ruta no puede ser establecida en el organismo a no ser en presencia de las proteínas lácteas que pasan intactas hacia su interior.

La presencia de la proteína ASB, según se ha detectado en la sangre de niños con DMID, es muy significativa

---

* Un enlace indica la forma cómo los átomos de cualquier sustancia se asocian. El *enlace covalente* está formado por átomos no metálicos; lo que quiere decir que no ceden ni ganan electrones.

como para ser pasado por alto. Esta proteína es tan agresiva—o quizás más—que la misma *betalactoglobulina*. Esa misma agresividad provoca reacciones violentas por parte del sistema inmunológico. En su intento por destruir esta proteína, el organismo ataca también a las *células beta* del páncreas debido al gran parecido químico que existe entre la ASB y estas células especializadas de nuestro cuerpo.

Las proteínas de la leche de vaca no representan únicamente una amenaza para los niños. Investigadores y biólogos de la Universidad de Austin, Texas, presentaron pruebas y evidencias conclusivas ante un congreso de Reumatología realizado en el año 1992, y al que asistieron más de 2.000 médicos, de que las proteínas de la leche y sus derivados propician la degeneración de los cartílagos, y que además destruyen enzimas y vitaminas necesarias para el metabolismo de los huesos de los adultos y de los niños.[6]

La *glucosamina*, una enzima vital para la protección de los cartílagos, es virtualmente destruida con los años por efecto de la acidificación sanguínea que la ASB y la *caseína* de la leche de vaca inducen en el organismo. Asimismo, el metabolismo del cinc—un mineral importantísimo para el buen funcionamiento del sistema nervioso y el sistema inmunitario—y de la vitamina A resulta seriamente perjudicado en el organismo por la *caseína* y la ASB de la leche de vaca.

La única razón, quizás, por la que los daños a la salud causados por las proteínas lácteas son más observables en los niños que en los adultos, se debe a que los primeros están más expuestos al consumo de lácteos que los segundos. No obstante, las enfermedades degenerativas que latigan a muchos adultos se presentan asociadas, en gran medida, al consumo de proteínas de origen animal, especialmente las de la leche y el queso.

La homocisteína y las arterias

Las proteínas de la leche, al igual que las de la carne, poseen grandes cantidades del aminoácido *metionina*. Cuando su presencia se impone en el organismo, muy por encima de sus necesidades—lo cual siempre sucede cuando se consume leche habitualmente—, la metionina es convertida en *homocisteína* en el hígado.

La *homocisteína* es una sustancia tóxica muy activa en el desgaste y degeneración de la membrana que recubre el interior de las arterias. Para ser más específico, la homocisteína lesiona esta membrana y la condiciona para que pueda admitir las *grasas saturadas* y el colesterol malo (LDL) en las áreas maltratadas del epitelio que las recubre. Debido a la labor previa de la homocisteína en las arterias, las grasas que han sido por largo tiempo consideradas responsables de la oclusión de las arterias y de los infartos cardíacos se "cementan" en sus áreas dañadas.

¿Aún continúa Ud. creyendo en las bondades sublimes de la leche de vaca como alimento?

Una carta reveladora

En una época tan relativamente temprana como los años 60, un reducido grupo de pediatras, movidos por esa rara y antigua pasión llamada "servicio," se animó a compartir con otros colegas sus observaciones clínicas y conclusiones acerca de la leche, en función de los daños inherentes al consumo de las proteínas, según se había comprobado en ésa época. He aquí una gran porción de una carta escrita por el Dr. J. Dan Baggett—un vocero influyente del preocupado grupo de pediatras— en la que describe sus experiencias como especialista en la materia:

Cuando comencé a practicar como médico aquí en Montgomery, Alabama, en 1960, ya conocía de la relación casual entre la proteína de la leche de vaca en la dieta y el eccema infantil. También sabía que muchos de estos niños eccematoides se convertirían en asmáticos más tarde, a menos que el eccema fuese removido totalmente, y lo más temprano posible, mediante medidas dietéticas. Ello me impulsó a inaugurar un sistema preventivo dietético contra las enfermedades de origen alérgico entre los recién nacidos bajo mi cuidado.

Tan sólo les permitía alimentos debidamente colados que no tuvieran trazas de leche, trigo, huevo o cítricos, hasta los nueve meses de edad.

Cuando mis bebés desarrollaban eccema se les cambiaba inmediatamente a una fórmula a base de soja; y aunque en la mayoría de los casos el cambio les era bastante favorable, para otros el alivio experimentado era muy efímero, y el eccema reaparecía a causa de la soja. Usualmente existían más alternativas disponibles que me permitían ayudarles a desarrollarse libres de eccema.

Gradualmente me fui dando cuenta de la contundente relación que existe entre ciertos artículos alimentarios y varios desórdenes respiratorios y gastrointestinales. En 1964 me enteré de las experiencias del Dr. William Deamer, de San Francisco, California. Este colega hizo mucho énfasis en la relación de "causa y efecto" que existe entre la proteína de la leche y los dolores músculo-esqueléticos en los niños, y especialmente los así llamados "dolores del crecimiento."

Desde entonces he atendido a una buena cantidad de niños de lo que parecía ser una artritis reumatoide temprana, y los mismos se recuperaron y recobraron su salud mediante cuidadosas medidas dietéticas. Hace como seis años comencé a desarrollar un programa personal de concientización sistemática con todos mis pacientes con la finalidad de ayudarles a eliminar gradualmente todo producto derivado de la leche de vaca de sus dietas. En términos generales, ellos han cooperado mucho mejor de lo que yo había anticipado originalmente, con excepción de los pre-adolescentes y adolescentes.

A todos mis pacientes se les entrega una lista de los panes, pasteles, galletas y postres "permitidos" que no contienen caseína, caseinato, suero lácteo ni sólidos de la leche de vaca. Se les permiten pequeñas cantidades de mantequilla "con un contenido de 2% de suero lácteo) y margarina ciento por ciento del aceite de maíz... Además, se les provee de una lista de alimentos que deben evitar, y que en realidad no es sino una modificación del modelo de la lista creada por el Dr. W. L. Deamer, cuyo mayor énfasis consistía en descartar todo alimento que tuviese proteína de la leche de vaca—por lo tanto la leche misma—, con tal de que pudiesen verse recompensados sus esfuerzos por ayudar a sus pacientes a formar hábitos correctos de selección de los alimentos.

A través de los años 1963-67 referí un promedio de cuatro apendectomías (extirpación del apéndice) por año. Durante los últimos cinco años y medio he referido únicamente dos pacientes de apendectomía, habiendo referido el último hace unos tres años. Todos estos niños eran profesos "adictos" a la leche. Hace ya mucho tiempo no he tenido más pacientes (niños) afectados de asma. De hecho, casi he olvidado del todo cómo prescribir para los asmáticos.

Quizás la lección más significativa que he aprendido de todo esto es que el germen del estreptococo beta-hemolítico del grupo A, bajo condiciones normales, no puede establecer una infección en un niño que se abstiene en absoluto de ingerir proteínas de la leche de vaca con su régimen dietético (es decir, leche y todos sus derivados en todas sus formas). He podido comprobarlo y percatarme bien de ello en los últimos dos años y medio, y hasta ahora no ha habido ninguna excepción. Cada vez que un paciente acude a mí con faringitis o piodermitis causadas por estreptococos, en su historia clínica siempre aparece como dato "esencial"—y común denominador en todos los casos—la ingesta alguna de las proteínas de la leche de vaca, por lo menos cinco días antes de la aparición de los síntomas y signos que le trajeron a mi consultorio.

Actualmente estamos recibiendo un promedio de 12 a 14 pacientes por año en el hospital. El promedio de estadía es de unos tres días, aproximadamente. Entre 1963-67 recuerdo haber admitido un promedio de 100 (y algo más) pacientes en el hospital anualmente. Y su promedio de estadía fue de unos cinco días.

Definitivamente, la lactación vía el seno materno es lo mejor, bajo cualquier circunstancia, para el niño; y la leche de vaca es indudablemente el alimen-

to ideal para el becerro recién nacido que ha de crecer más rápidamente que el niño. A aquellas madres que lactan, y que están bajo mi supervisión personal, les recomiendo consumir... vegetales de hojas verdes así como vitaminas prenatales y un buen suplemento dietético a base de calcio. Se les recomienda, además, evitar los productos lácteos o alimentos que los contengan, chocolate, bebidas que contengan cola, maní y cebolla cruda, así como comer cualquier otra cosa que pueda afectar negativamente la lactación de su infante. ¡Si las madres se empeñan en hacerlo correctamente, les aguarda un cúmulo de experiencias y resultados agradables!

La observación acerca de enfermedades por estreptococos, en relación con el consumo de proteína de leche de vaca, puede ser verificada prácticamente por cualquier pediatra que disponga de tiempo y paciencia para comprobarlo. A menudo resulta de gran ayuda preguntar al niño, en primera instancia, si ha o no ingerido leche, helados, o queso durante la última semana previa a la cita, en caso de que sospeche de alguna infección por estreptococos. Esto le ahorraría al niño una situación embarazosa, en caso de que este dé un informe que contradiga al de sus padres.[7]

¡Les invito a pensarlo un poco mejor antes de darle el próximo vaso de leche a su niño! Pero por si aún le quedan dudas sobre la naturaleza engañosa y cuasi-diabólica de este "alimento" —la leche de vaca—, lea entonces con suma atención y cuidado las informaciones que encontrará en el próximo capítulo. La primera vez que estas informaciones llegaron a mis manos casi me dio un ataque cardíaco... ¡Temí sinceramente por mi salud futura!

Pero una cosa sí aprendí: comprobé por mí mismo cuan fútil es aceptar y confiar ciegamente en todo cuanto la ciencia nos "vende" como información fidedigna. Si alguna consideración científica le confería aún, inconscientemente, al reverenciado concepto de la importancia de ingerir proteínas "completas" con la dieta, se esfumó totalmente de mi mente tras leer la información científica que a continuación procederé a compartir con Ud.

¡Acompáñeme, por favor!

Referencias bibliográficas

[1] Osborn, T. "Amino Acids in Nutrition and Growth". *Journal of Bilogical Chemistry*, no. 17:325 (1914)

[2] Scharffenberg, J J. *Problems With Meat*. Woodbridge Press, 1982. Pág. 90.

[3] *Ibid*.

[4] Hurley, Walter. "Inmunological Responses to Drinking Milk". *Illinois Dairy Report*, 1993.

[5] Martin, J.M., B. Trink, D. Daneman, H.-M. Dosch, B. Robinson. "Milk Proteins in the Etiology of Insulin-depenent Diabetes Mellitus (IDDM)." *Ann Med* 23:447 (1991).

[6] Breslav. "Calcium, Estrogen and Progestin in the Treatment of Osteoporosis". *Rheum-Dis-Clin-North-Am.*, agosto del 1994, 20 (3). Págs. 691-716

[7] Oski, Frank A., M.D. *Don't Drink Your Milk*. Brushton, NY: TEACH Services, Inc., 1996. Págs.22-25.

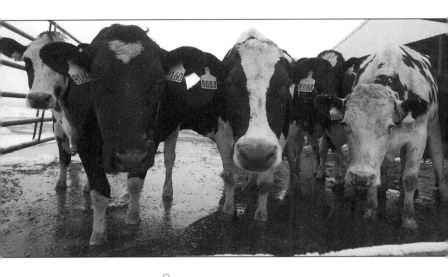

El reciente caso de vaca loca en los Estados Unidos (donde hacía seis años la enfermedad estaba ausente) mantiene a la nación en un estado de expectación.

— El Observador, mayo 1 del 2012.

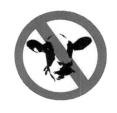

7

Proteínas siniestras: a la caza de la EEB y el SCJ

De todos los temores, el temor a la locura o demencia es quizás el más arraigado en la humanidad, superado tan sólo por el temor a la muerte. Y aunque existe un sinnúmero de teorías e hipótesis que pretenden explicar la causa de la locura, la verdad es que la ciencia dista mucho de emitir un criterio conclusivo al respecto.

Sin embargo, durante los últimos 30 años se ha venido dando un fenómeno muy curioso que ha despertado una honda preocupación y temores justificados en la comunidad científica. Se trata de una "nueva" posible causa de la demencia: el síndrome de Crutzfeldt-Jakob (SCJ), que no es sino la versión humana del síndrome de la "vaca loca," o la encefalopatía espongiforme bovina (EEB) del ganado vacuno.

Como resultado de la aparición de estas dos terribles enfermedades—y tras comprobar el innegable nexo que existe entre ambas—, los científicos y expertos en nutrición ya no son tan osados en tratar de convencer al público de que el consumo de carne y sus derivados no comporta riesgos para la salud. La posición que hasta entonces se tenía sobre la relativa nocividad de consumir productos de origen animal, por razones nutricionales, no será la misma después del descubrimiento de la EEB y el SCJ.

Crónica de una pesadilla no anunciada

La primera evidencia de la existencia de EEB (recuerde, "vaca loca") salió a la luz en el año 1986, cuando oficiales médicos de Gran Bretaña reportaron a las autoridades sanitarias del gobierno sobre el brote de una extraña enfermedad que estaba afectando a un número aún no identificado de cabezas de ganado vacuno en algunas de las fincas ganaderas de las proximidades.[1] La enfermedad—coincidieron los médicos—se caracterizaba por rascados continuos de las vacas contra árboles, alambrados y rocas, tambaleo al caminar o al descansar paradas, y un extraño comportamiento agresivo.

Inicialmente, las posibles causas de esta condición que por casi cinco años puso en jaque la industria cárnica de Inglaterra, eran como una nebulosa difusa en las mentes de los expertos e investigadores. Con el transcurso de los meses, las sospechas de que los desperdicios de carne de ovejas con que se alimentaban a las vacas fueran los verdaderos responsables de la EEB, iban siendo confirmados gracias al fardo de evidencias que día a día se sumaban. Esta alimentación fue recomendada por las autoridades sanitarias de Gran Bretaña, bajo el pretexto de proveerles a las vacas una ingesta más abundante, y cualitativamente más completa, de proteínas.

¿Proteína animal para alimentar a las vacas? ¡Por todos los milagros! ¡Pero si las vacas son *herbívoras*!

Aun cuando el grano de soja era considerado una fuente competente y confiable de proteína para el ganado vacuno, no pasó mucho tiempo para que los departamentos de medicina veterinaria de los gobiernos de Gran

Bretaña y de los EE.UU., respectivamente, comenzasen a contemplar la opción de reforzar la dieta del ganado vacuno con carne de pescado, y más tarde con carne de ovejas.[2] ¿La razón?

¡Una puramente económica! Resulta mil veces más económico alimentar a las vacas con desperdicios de ovejas—órganos sobrantes de los mataderos como el cerebro, la espina dorsal, las amígdalas, el timo, el bazo, y los intestinos—que con soja u otro grano o cereal. Otra razón—y la que más debiera interesarnos—por la que se optó alimentar a las vacas con proteína animal, fue la necesidad de acelerar el proceso de desarrollo de éstas. De esa manera se conseguiría que los productores de carne lograran una mayor pesantez por volumen en sus ganados, y que las industrias lecheras pudieran también obtener un rendimiento mayor en la producción de leche de sus vacas bien "alimentadas."

Lo increíble de todo esto es que esta medida—la de utilizar proteína animal en la dieta de las vacas—es fomentada, recomendada y respaldada, nada más y nada menos que por los organismos estatales llamados a velar, supuestamente, por la calidad de vida de los miembros de la población. ¡El que los criterios de una economía fría y antihumana se superpongan al bienestar físico colectivo de los seres humanos es algo que ni Leonardo Da Vinci ni Julio Verne previeron que ocurriría en ninguna época futura!

Obviamente, semejante criterio no puede ser avalado sino por la visión antojadiza y parcializada de la ciencia acerca de las supuestas utilidades y ventajas del uso de la proteína animal en la dieta. Y lo que es válido para el ganado, lo es también para los humanos. Esta es la conclusión simplista a la cual la ciencia de la nutrición humana ha arribado.

La ciencia de la nutrición veterinaria defiende con apasionada obstinación el uso de la proteína animal sobre la alegada base científica de que ésta acelera el metabolismo general del animal. Pero lo que en realidad se logra es promover su desarrollo prematuro. ¿Podemos ver más claramente hacia donde nos conduce el mito de la proteína? Si nuestro organismo es estimulado a desarrollarse más rápido de lo normal, tan ciertamente como que existe un cielo y una tierra éste envejecerá más rápido también. Y ello no sería un verdadero problema si la vejez prematura no se hiciera acompañar por una degeneración orgánica desvitalizante y tortuosa. ¿Y es eso lo que Ud. desea que le suceda a sus niños?

Uno de los expertos británicos de salud que participaron en el reporte acerca la aparición de la EEB, consideró este fenómeno como "un experimento accidental de transmisibilidad dietética entre las ovejas y las vacas."[3] Como resultado del brote, el gobierno británico prohibió en el año 1988 que se alimentara el ganado vacuno con los desperdicios (*offal*) de ovejas, hasta que se estudiase mejor el caso.[4]

¡Y eso fue exactamente lo que sucedió! Los estudios revelaron que el agente contaminante y responsable de la EEB se alojaba en el cerebro y en la médula espinal de las ovejas y vacas infectadas. Sus cerebros presentaban a simple vista pequeños agujeros que les daban la apariencia de esponjas. De ahí su nombre: *encefalopatía 'espongiforme.'*

El acertijo había sido descifrado. Y aunque se habían tomado medidas preventivas con respecto al uso de *offal* para alimentar a las vacas, lo cierto es que un tabloide británico, el *Daily Star*, no sólo alentó al público a que desoyera los clamores de la prensa "sensacionalista," sino que trató de calmar las inquietudes y temores de la población con falsas informaciones.[5]

La EEB: ¿transmisible a los humanos?

La cuestión en juego era si la EEB era transmisible al hombre o no: ya existían abundantes pruebas de que, contrario a lo sostenido por la ciencia durante casi medio siglo, algunas enfermedades infecciosas mortales podían muy bien cruzar la barrera de las especies vía la dieta. ¿No podía suceder otro tanto con el hombre? Si el *offal* infectado de las ovejas podía contaminar a las vacas que lo ingerían, ¿no podía el ser humano ser infectado al usar como alimento los productos derivados de las vacas enfermas?

Se hicieron prontamente los preparativos para llevar a cabo los estudios de lugar. Los resultados de los mismos, presentados por el prestigioso Dr. Robert Lacey, fueron dados a conocer a través de la hoja informativa *Harvard Health Letter*. El estudio reveló que en experimentos realizados en ovejas, cerdos, cabras, marmotas, becerros y chimpancés, todos ellos fueron infectados con EEB después de darles de comer del cerebro de una oveja infectada.[6]

Dos novedades surgieron: 1) el que un animal de una especie tan parecida al hombre como el chimpancé haya sido afectado por la EEB, consternó grandemente a los científicos; y 2) aparentemente, los animales eran infectados únicamente cuando se les daba de comer de los cerebros de las ovejas o vacas infectadas con EEB.

El asunto se despejó mucho más aún, poco después, cuando en el año 1990 aparecieron seis ganaderos británicos con síntomas característicos de la EEB. Después de haber sido hospitalizados y tratados infructuosamente, murieron al poco tiempo. La autopsia que se les practicó reveló una apariencia esponjosa de sus cerebros y una increíble cantidad de hoyos diminutos en los mismos, que fueron observados bajo el microscopio.[7]

Muy pronto otras personas comenzaron a presentar los mismos signos. Dos científicos europeos—Creutzfeldt y Jakob—bautizaron la enfermedad con sus respectivos nombres, y desde entonces ha alcanzado proporciones epidémicas en Europa y los EE. UU. El síndrome de Creutzfeldt-Jakob (SCJ) va avanzando sigilosamente, muy a pesar de los intentos de la ciencia por ocultarle al mundo su presencia.

En un memorándum emitido por la OMS (Organización Mundial de la Salud), se admitió que existía una relación innegable entre la EEB y el SCJ. ¡La controversia quedó oficialmente planteada! Ahora faltaba comprender cómo la EEB invadía las fronteras de la humanidad hasta convertirse en SCJ...

Los priones: tocando fondo, …¡por fin!

Pero ahora es cuando se complica el problema...

La Dra. Sheila Gore, encargada de la unidad de bioestadística del *Medical Research Council* de Inglaterra, descubrió que el SCJ no era particularmente exclusivo de personas de edad media o avanzada. Su sorpresa no conoció límites cuando descubrió que un porcentaje alarmante de casos reportados de SCJ provenía de niños y púberes.[8] Virtualmente, estos resultados contradecían las teorías propuestas por la revista científica *Morbidity & Mortality Weekly*, que proponían que el SCJ necesitaba de un período de incubación de 10-50 años antes de presentarse los primeros signos en el enfermo.[9] El ya citado Dr. Lacey hacía poco había escrito para esa misma revista un artículo en el que sugería un período de incubación de 8 años.[10]

Con el nuevo descubrimiento de la Dra. Gore se presentaron otros desafíos conturbadores aun para el mejor de los investigadores: ¿cuál era la verdadera causa de la EEB y el SCJ? ¿Era acaso un virus—lo cual originalmente se creyó—, o existía otro factor causante hasta entonces desconocido? ¿Cómo se infectaban los niños? Las carnes que se vendían en los supermercados no provenían de los cerebros ni de las médulas de los animales sacrificados para consumo humano. ¿Cómo podían, entonces, infectar a los niños o a los mismos adultos?

La respuesta a las dos primeras preguntas estaba en manos de Stanley B. Prusiner, un destacado biólogo molecular independiente que había estado estudiando ciertos 'agentes infecciosos' causantes de desórdenes degenerativos del sistema nervioso central en los animales y, muy raramente, en los humanos.

Hasta hace poco la ciencia sostenía que para poder causar infecciones en un organismo dado, los agentes que transmitían las enfermedades requerían del material genético—compuesto por los ácidos nucleicos ADN y ARN—de la célula huésped. Aún los virus, miembros muy sencillos de la familia de los microbios, dependen de este material para poder orquestar la producción de proteínas para su supervivencia y replicación.

Pero Prusiner y sus colaboradores desafiaron este viejo "dogma" al proponer que estos agentes infecciosos de comportamiento viral consistían puramente de proteínas que no necesitaban del material genético de las células huésped para reproducirse. Aún más, Prusiner sugirió ante sus azorados colegas que ciertas partículas infecciosas proteicas o *priones* (como más tarde las llamó), bien podían ser las verdaderas causantes de algunas raras enfermedades hereditarias y comunicables.[11]

La gran pregunta surgió: si estas proteínas infecciosas eran realmente las responsables de las enfermedades degenerativas del sistema nervioso central de los animales y el hombre—como la EEB y el SCJ—, ¿cómo es que pueden reproducirse sin la ayuda del material genético de las células que las albergan? La respuesta de Prusiner fue aún más sorprendente que su planteamiento original:

> *Estas proteínas se multiplican con una facilidad increíble, y convierten las proteínas buenas en proteínas peligrosas o "priones" degenerativos".*[12]

Estudios posteriores realizados en laboratorios de animales en varios países europeos, le concedieron totalmente la razón a Prusiner. Los científicos descubrieron que estaban ante un fenómeno de gigantescas proporciones, y de consecuencias que perfilaban ser terroríficamente desastrosas para toda la humanidad.

Ya seguros de que la teoría de los *priones* era un hecho comprobado, no les cabía ni la menor duda de cómo era posible que el SCJ fuera la versión humana de la EEB de la vaca: estos *priones*, aunque concentrados mayormente en la masa cerebral y la médula de la vaca, estaban dispersos por todo su organismo. Por lo que los riesgos de contraer SCJ por consumir hot-dogs, hamburguesas y filetes provenientes de vacas infectadas con EEB son demasiados altos.

La conexión leche-EEB-SCJ ...y los niños

Pero aún queda una gran duda por despejar: ¿puede ser que la leche que Ud. y sus niños consumen esté infectada con dichos *priones*? Eso fue exactamente lo que concluyó el Dr. Robert Lancey en su ya mencionado artículo, publicado en el *British Medical Journal*, después de haber observado cómo varios becerros con menos de seis meses de edad habían contraído la enfermedad al tomar la leche de sus madres infectadas con EEB. Ello probablemente explique los brotes de SCJ que se observaron en niños y púberes por casi una década completa en Inglaterra, Irlanda, España y Alemania. Las cifras van actualmente en aumento, y los EE.UU. van tomando la delantera.

Lo más aterrorizante del estudio acerca de los *priones* fue comprobar en el laboratorio cómo estas proteínas siniestras sobreviven a todas las pruebas hasta ahora conocidas, como las de rompimiento o degradación de las proteínas, por ejemplo. Aún después de ser sometidas a altísimas temperaturas, no sufrieron el menor daño. De lo que lógicamente deducimos que el proceso de pasteurización de la leche no la exonera de la presencia de esas proteínas asesinas o *priones*.

Un último dato que de seguro le gustará saber sobre estas proteínas asesinas: increíble como pueda parecer, la verdad es que la naturaleza infecciosa y degenerativa de los *priones* se fortalece mucho más cuando cruzan de una especie a otra. ¡Ello es un hecho demostrado! ¡Enfermedades como el SCJ, el Alzheimer y el Parkinson, son excelentes ejemplos de lo que pueden hacer los *priones* en el organismo humano!

¿Todavía piensa Ud. que tomar leche de vaca es natural e inofensivo para la salud?

Referencias bibliográficas

[1] Darnton, j. "Fear of mad-cow disease spoils Britain's Appetite," *The New York Times*, 1996; 145: pág. Al, col. 5.

[2] Collee, J.G. "BSE: Stocktaking." *The Lancet*, 1993; 342:790.

[3] *Ibid.*

[4] "Uncertain scientists." *The Economist*, 1995; 337 (7944), 56,57.

[5] Casura, Lily G. "Mad Cows and Englishmen: Why the current BSE Epidemic in England Raises Questions About the Safety of food-Stuffs and Glandulars." *http://207.48.132.28/ MadCow.htm*. 21 de enero de 1998.

[6] Dawley, H. "Mad Cows and Englishmaen: Worries over a deadly ailment butcher british beef sales." *Business Week*, 1995; 3456:44.

[7] Ozel, M, Xi, YG, E. Baldauf, H. Diringer, M. Pochiari. "Small virus-like structure in brains from cases of sporadic and familial Creutzfeldt-Jakob disease." *The Lancet*, 1994;344:923.

[8] Dawley, H. "Mad Cows and Englishmaen: Worries over a deadly ailment butcher british beef sales." *Business Week*, 1995; 3456:44.

[9] Casura, Lily G. "Mad Cows and Englishmen: Why the current BSE Epidemic in England Raises Questions About the Safety of food-Stuffs and Glandulars." *http://207.48.132.28/ MadCow.htm*. 21 de enero de 1998.

[10] *Ibid.*

[11] Prusiner, S.B. "Molecular Biology Of Prion Diseases." *Science*, vol. 252, págs.1515-1522.14 de junio de 1991.

[12] Prusiner, S. B., J. Colinge, J. Powell, B. Anderton. "Prion Diseases of Humans and Animals." Ellis Horwood, 1992.

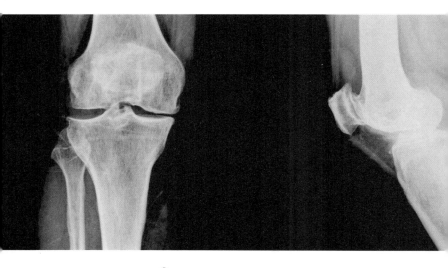

Los tratamientos más populares para la osteoporosis son, de hecho, peligrosos para la salud de la mujer... Más suplementos de calcio no sólo son ineficaces para reconstruir el hueso, sino que realmente pueden llevar a deficiencias minerales, calcificación y formación de cálculos en el riñón.

— Dr. Jerilynn Prior

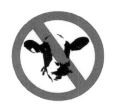

El mito del calcio

No hay nada más delicioso y refrescante que un jugo de naranjas recién exprimido... Pero 20 años atrás nadie sospechaba que la mayoría de los jóvenes y adultos preferirían en cambio consumir jugo artificial de naranjas... ¿La razón? ¡El calcio!

Calcio en las bebidas, calcio en los panes, calcio por todas partes...

Me parece curioso que de todas las leches que existen en la naturaleza, la leche humana sea la que menos calcio contiene. ¿Qué le dice esto? Sencillamente, que el ser humano necesita menos calcio que el resto de los mamíferos. La leche humana contiene 33 mg de calcio por cada 100 gr de leche. Una papa, por ejemplo, contiene 40 mg de calcio por cada 100 gr. Y casi la mayoría de los vegetales y frutas que poseen calcio superan a la leche humana, gramo a gramo, en contenido porcentual de este mítico mineral.

La importancia del calcio para la salud humana ha sido exagerada—podríamos decir que intencionalmente. Y no es coincidencia que las industrias lecheras estén encabezando la lista de los monopolios que defienden la ingesta masiva de calcio. Por lo pronto, aquellas mujeres en edades pre-menopáusicas son insistentemente motivadas por sus médicos a tomar hasta dos 32 onzas de leche, o sus derivados, por día a fin de prevenir la osteoporosis. Y, en consecuencia, muchas terminan padeciendo no sólo de osteoporosis sino de artritis y fuertes dolores musculares.¿Quién se atrevería a decirles que la leche de vaca, que con tanta fe ingieren, es la causante de sus dolencias? ¡Y en realidad así es! La cantidad de calcio que nos aporta un vaso de 10 onzas de leche de vaca, excede con creces los requerimientos del organismo para un día. ¿Y qué piensa Ud. que sucede con el excedente de calcio que se acumula en el cuerpo? Parte es excretado; pero un muy alto porcentaje se integra al proceso degenerativo de las arterias (arteriosclerosis), o se convierte en piedras de fosfato cálcico (cálculos) en los riñones, o afecta el delicado funcionamiento bioeléctrico del cerebro (epilepsia).

Definitivamente, el calcio es la excusa principal para justificar el consumo de la leche de vaca. Las industrias lecheras se han encargado de hacernos llegar su mensaje a través de médicos especialistas, nutricionistas y enfermeras: "el calcio es un mineral vital para la salud de nuestros huesos"; "casi todo el mundo ingiere menos calcio del que debiera"; "la leche de vaca es el alimento más rico en calcio," etc.

Los estudios que sobre el calcio se han llevado a cabo hasta ahora—por parte la Asociación Dietética Americana, la Dirección de Alimentos y Fármacos de los EE.UU. y por universidades de renombre—en su mayoría han sido patrocinados por las asociaciones de industrias lecheras americanas. Lamentablemente, las recomendaciones dietéticas que se derivan de estos estudios son adoptadas por los gobiernos por razones políticas y económicas, más que por un interés genuino en la salud y el bienestar de la población.

Al igual que todos los otros argumentos sobre los que pretende basarse y justificarse la ingesta de la leche de vaca, el del calcio es también un mito intencionalmente manipulado por varios sectores interesados. Pero una mirada más detallada al cuerpo de documentos científicos hoy día disponibles acerca del calcio, nos ayudará a arrojar por la ventana esos falsos conceptos con que nos han estado lavando el cerebro todos estos años.

Distintas clases de calcio en la naturaleza

Todos necesitamos calcio. Cada célula de nuestro cuerpo necesita calcio. El calcio es necesario para darle rigidez y firmeza a nuestros huesos, para ayudar en la transmisión de impulsos nerviosos (por la contracción muscular), para la fabricación de varios complejos enzimáticos y hormonas, y para mantener el balance del pH en la sangre. El calcio es muy importante, también, para la regeneración celular.

Todos los científicos están perfectamente de acuerdo en cuanto a qué hace y qué no hace el calcio en nuestro cuerpo. La diferencia surge al momento de determinar cuál es (o debiera ser) la mejor y más saludable fuente de calcio para el organismo. Pero, ¿no son todos los calcios iguales?

¡Sí y no! La fórmula química básica del calcio es siempre la misma, pero la naturaleza del alimento que lo contiene pude hacer una enorme diferencia en cuanto a su biodisponibilidad, absorción, utilización y excreción por parte del organismo. En otras palabras, el calcio nunca se presenta solo, sino en forma de compuesto; y dependiendo del alimento que lo aporte, el calcio vendrá acompañado de "socios" buenos o malos que determinarán la calidad del compuesto y, por lo tanto, la forma como nuestro organismo lo maneje o procese.

En la naturaleza existen más de 15 clases de calcio, pero no todas son funcionales o fisiológicamente utilizables por el organismo, por las razones previamente explicadas.

Un calcio muy común es el *carbonato cálcico*. Aunque abundante en el organismo humano, no es el tipo de calcio mejor manejable por éste. Este calcio es una versión super-orgánica del calcio activado que el organismo emplea. La mayoría de los suplementos de calcio que se venden en las farmacias y en las tiendas de productos naturales son confeccionados teniendo como base el *carbonato cálcico*.

El *lactato de calcio* es una versión bioquímicamente poco amigable para el organismo humano. De hecho, este calcio es mucho más económico que los demás calcios que se venden en el mercado, pero tiene la desventaja de ser muy activo y muy difícil de metabolizar por el hígado. Pero existen otros calcios que no representan una carga biológica para el cuerpo. Me refiero especialmente al *gluconato de calcio* y al *citrato de calcio*. El primero es la forma de calcio más abundante en la naturaleza. Los ajíes, las nueces, el apio, la piña y el ajonjolí lo poseen en cantidades suficientes. El *citrato de calcio* abunda más en las frutas cítricas y es, de hecho, el calcio más biodegradable para el organismo humano.

Existen también otras clases de calcio que no son cómodamente utilizables por el cuerpo o que comprometen su bioquímica. Entre ellos encontramos el *fosfato de calcio*, que es el más predominante en la leche de vaca.

Diferencia básicas entre el calcio de la vaca y el del humano

Tomemos por ejemplo la diferencia que naturalmente existe entre el calcio de la leche de vaca y el de la leche humana. La leche de vaca contiene casi cinco veces más calcio por volumen que la leche humana. Esto es perfectamente comprensible en vista de que los becerros desarrollan sus huesos a un ritmo casi cinco veces mayor que los bebés humanos.

El calcio de la leche de vaca se hace acompañar generalmente de proteínas, factor que es perfectamente manejable por el intestino de los becerros. Pero en la leche humana el contenido de calcio unido a proteínas es apenas un 10%, versus un 82% en la leche de vaca. El 50% del calcio de la leche humana viene fijado al *ácido cítrico* (*citrato de calcio*), ya que es más manejable por el intestino humano. El porcentaje restante viene unido al *ácido fosfórico* (*fosfato de calcio*), con un balance saludable entre la versión inorgánica y la orgánica del mismo.*

El calcio de la leche de vaca viene acompañado, en un gran porcentaje, de *ácido fosfórico* inorgánico, el cual dificulta su absorción a partir del intestino humano.

La leche de vaca tiene un pH** de 6.8, que al ser combinado con el pH del estómago humano (2.0 - 2.5 en

---

* El calcio *orgánico* es el calcio en su estado activado, con su carga iónica no agotada. El calcio *inorgánico* no es directamente asimilable por el organismo.

** El pH tiene que ver con el grado de acidéz o alcalinidad de cualquier substancia en nuestro cuerpo. A más pequeño es el número del pH, más alta es su concentración de ácidos. Y a más alto su número, menor su concentración. En la tabla del pH, toda cifra por encima del 7 indica alcalinidad; por debajo del 7 indica acidéz.

promedio), disminuye en éste la concentración del *ácido clorhídrico*, el cual es imprescindible para la absorción del calcio. Esta alcalinización del estómago crea otro inconveniente: las proteínas fijadas al calcio, y que requieren de un pH bajo para ser digeridas, no pueden serlo, por lo que llegan intactas al intestino delgado, y de allí pasan hacia el interior del organismo. Y si Ud. leyó el capítulo 5, debería tener ya una idea muy clara de lo que sucede con las proteínas intactas que pasan hacia el interior de nuestro cuerpo...

Para que el calcio fijado a las proteínas pueda pasar hacia el organismo, éstas deben ser previamente digeridas. Pero para ello se requerirá un pH no mayor de 3.5 en el estómago, que no es posible conseguir inmediatamente después que se ha ingerido leche de vaca.

En la leche humana este inconveniente del pH es ayudado por la presencia del *ácido cítrico* (citrato) y el *cloruro*. Con este último el calcio forma una sal muy resistente a los cambios naturales de pH que ocurren en el tracto intestinal humano después de ingerir leche. De ese modo, el Creador ha provisto un mecanismo de escape que asegura la debida absorción del calcio en cada especie mamífera.

Todo se complica cuando los miembros de una especie tratan de depender de la leche de otra especie. ¡Tal es el caso del hombre cuando intenta utilizar la leche de vaca para su consumo!

Problemas con la vitamina D de origen animal

Otro serio problema relacionado con la absorción del calcio de la leche de vaca lo constituye la vitamina D presente en la misma.

La vitamina D de origen animal se presenta como *1,25-dehidrovitamina D3*, una forma muy activa de vitamina D. La fuente principal de vitamina D en los animales, incluyendo el ser humano, es la fotosíntesis o luz solar (los rayos ultravioleta). Estos rayos actúan sobre la piel mediante la estimulación de una sustancia precursora de la vitamina D, la *7-dehidrocolesterol*. Esta sustancia es convertida en vitamina D3 en los riñones y en el hígado.

La vitamina D3 es vital para la absorción del calcio a partir de los intestinos. Pero al parecer, cuando esta vitamina es obtenida a través de una leche que no corresponde a la especie humana, algo diferente ocurre. Cuando el organismo del consumidor es el que provee la vitamina D3 (por biosíntesis), no surge ningún problema con la absorción del calcio. Pero, aparentemente, no sucede lo mismo cuando proviene de una fuente exógena como la leche de vaca. En este caso, la misma proteína que bajo condiciones normales ayuda a fijar el calcio a la vitamina D3 endógena en el intestino humano, se encarga de repeler al calcio acompañado de la vitamina D3 de la leche de vaca. ¡Con todo, y a pesar de los obstáculos ya mencionados, algo de calcio animal siempre se filtra hacia el interior del organismo!

¿Calcio 'animal' para los humanos?

La leche de vaca contiene cinco veces más calcio que la humana: 123 mg/100gr y 33mg/100gr, respectivamente. Por tanto, es factible que, a pesar de los inconvenientes de absorción ya mencionados, el organismo permita el paso de una buena cantidad del calcio de la leche de vaca hacia su interior. ¿Existe algún problema con ello?

¡Muy grande, por cierto! Debido, quizás a la diferencia iónica molecular entre el calcio de la vaca y el del humano, el primero tiene una presencia muy activa en los tejidos blandos del cuerpo (cartílagos, tendones, etc.). En algunas enfermedades crónicas del hígado y de los riñones, en las que una calcificación de sus tejidos se hace evidente, es el calcio de origen animal y no el de origen vegetal, que ha sido mayormente implicado en condiciones desfavorables a la salud. Otro tanto sucede con el calcio que aparece en las placas o chapas obstructivas que se observan en las arterias afectadas por arteriosclerosis. Este calcio se presenta allí en perfecta complicidad con las grasas y las proteínas de origen animal.

¡Ojo con el exceso de calcio!

¿Calcio para la salud? ¡Ni la menor duda al respecto! Ahora bien, ¿sabía Ud. que un exceso de calcio puede ser nocivo para la salud? La mayoría de los niños y adultos de Occidente consumen hasta 10 veces más calcio de lo que realmente necesitan. Como resultado, se ha producido una avalancha de males y enfermedades de índole neuromuscular, renal y conductual en muchos niños y adultos.

El exceso de calcio—mayormente causado por el abuso de los lácteos—tiende a alcalinizar la sangre más allá de lo seguro. En consecuencia, el cerebro podría sufrir daños irreversibles, además de que se aumentan considerablemente los riesgos de un ataque cardíaco.

También se sabe que la mayoría de las bacterias patógenas más temibles se desarrollan en un medio alcalino. De ahí que los niños, a cuanta más leche de vaca consuman tanto más fácil les será padecer de enfermedades bacterianas como la salmonelosis, la amebiasis, la amigdalitis, la apendicitis, la otitis, la hepatitis y otras.

Por otro lado, el exceso de calcio tiende a disminuir los niveles de magnesio en el organismo, lo cual puede ser trágico para la vida celular y la vida del organismo como tal. El magnesio es muy importante para la producción de las enzimas que intervienen en la desintoxicación de las células. Sin el magnesio, nuestro organismo podría colapsar en un tiempo relativamente corto.

El organismo también necesita el magnesio para asistir a los riñones, en combinación con la vitamina B6, en la disolución de las piedras de *fosfato de calcio*. Estas piedras se forman como resultado de una ingesta abusiva del calcio, y aquí la leche de vaca no puede pasar por inocente. Es casi natural encontrar deficiencias importantes de magnesio en los organismos de aquellas personas que consumen leche de vaca regularmente.

Cuanto más calcio consumimos, tanto más magnesio debe aportar nuestro cuerpo para hacer posible su asimilación. Y es que el magnesio es vital para la asimilación del calcio. Sin una presencia suficiente de magnesio en el cuerpo, el calcio disponible vía la dieta no podrá ser asimilado ni siquiera en un 30%. Y la leche de vaca no contiene suficiente magnesio como para compensar en esa situación. Así que el esfuerzo bioquímico que el organismo debe realizar, utilizando sus reservas de magnesio para facilitar la asimilación del calcio, constituye una carga indeseable para el sistema, lo cual, con el tiempo, terminará minando su salud.

El exceso de calcio interfiere también con la absorción y utilización del hierro en el organismo. Todo el mundo sabe qué sucede cuando no tenemos suficiente hierro en nuestro cuerpo: ¡anemia! ¿Y cuál cree Ud. es la razón principal por la que tantos niños y jóvenes *lacto-hólicos* sufren de anemia? No creo que necesite una gran imaginación aquí...

Y si Ud. es alguien que está seriamente enfrascado en una fiera batalla por frenar el proceso degenerativo de sus vasos sanguíneos, entonces tengo una noticia muy importante que darle: el exceso de calcio es considerado como la más seria amenaza contra el proceso de regeneración de las arterias y los demás vasos sanguíneos. En otras palabras, el exceso de calcio promueve la degeneración galopante del sistema circulatorio. Así que ¡pare de consumir leche de vaca!

Factores que afectan la absorción y reabsorción del calcio

Un factor que parece interferir con la absorción del calcio de la leche de vaca es el fósforo. Como ya mencionamos, el fósforo generalmente acompaña al calcio, y lo hace en forma de *ácido fosfórico* (*fosfato*). Pero si la proporción calcio/fósforo es muy desigual, sobresaliendo el fósforo, la absorción del calcio disminuirá peligrosamente. En la leche humana, la proporción calcio/fósforo es de 1.3:1. (o sea, una molécula de calcio por cada molécula de fósforo). Pero en la leche de vaca esa proporción es de 1:3. Es decir, una molécula de calcio por cada 3 moléculas de fósforo. ¡Esta proporción es ideal para los becerros, pero no para los humanos! La leche humana contiene una proporción de 2:1; sin duda alguna, la proporción más saludable para nuestra especie.

La leche de vaca contiene, además, una muy alta cantidad de sodio. Aunque el sodio es un mineral muy importante para la salud, existen evidencias de más que demuestran que su exceso puede perturbar grandemente la bioquímica del organismo. Y la verdad es que a más sodio consumimos, más calcio excretamos.

El sodio afecta la reabsorción renal del calcio, provocando su excreción de forma abundante. Todo el mundo sabe que cuando una persona acude al médico para ser tratada de presión arterial alta, una de las sugerencias que seguramente el médico sin duda alguna le dará al paciente es que disminuya o erradique la leche de vaca por su alto contenido en sodio. Por ejemplo, un biberón (de ocho onzas) de leche de vaca contiene alrededor de 55 mg-60 mg de sodio. Un niño de seis meses de nacido puede llegar a ingerir hasta ocho biberones (de ocho onzas) de leche de vaca en un solo día. Semejante cantidad de leche estaría aportando 0.7g de sodiopor día, casi el doble de lo recomendado para un niño de seis meses de edad (0.35g-4.0g/día). Y aunque el excedente de sodio que se acumula en el organismo de un niño que es alimentado principalmente a base de leche de vaca parezca ser relativamente bajo, lo cierto es que sí es suficiente como para generar reacciones no deseadas en su tierno cuerpito.

El exceso de sodio es la causa de que muchos niños den la apariencia de estar hinchados por el efecto de la retención de líquido que este mineral genera en el organismo. Y no existe ni la menor duda de que la leche de vaca es la principal causante del exceso de sodio que se aprecia en la mayoría de estos niños. ¿Puede Ud. imaginar qué podría ocurrirle al organismo de un lactante que consume hasta 8 y 10 biberones de leche de vaca diariamente por uno, dos y hasta tres años? Claro que este caso no es muy usual que digamos; pero aún si el niño tomara la mitad de esta cantidad, no deja de ser preocupante la cantidad de sodio que ingresaría a su organismo de forma constante.

Además de afectar la reabsorción renal del calcio, el sodio intoxica el organismo de los niños produciéndoles irritación, malestares intestinales y sofocamiento. Súmele a todo esto el hecho de que un gran porcentaje del sodio de la leche de vaca viene asociado a la *caseína* en forma de *caseinato de sodio*. Esto hace aun más sombrío el panorama de la absorción del calcio de la leche de vaca...

Desnutrición "comerciogénica"

Cuando presento el tema de la leche de vaca en mis conferencias de salud, advierto en el público una gran preocupación en relación al calcio y la dieta.

¡La verdad es que nos han estado vendiendo "gato por liebre"! Las industrias lecheras han invertido millones de pesos y dólares para que así sea. Nos hablan de las bondades del calcio, de las carencias y necesidades humanas de calcio; y luego nos dicen que ellos poseen en su poder el "oro blanco" que satisfará nuestras necesidades de calcio: ¡la leche de vaca!

Leah Margulies, en un artículo escrito para la revista *Christianity and Crisis* (Cristianismo y crisis) en el año 1975, titulado: "Fórmula infantil para el extranjero: exportando la desnutrición infantil," sumariza esta problemática en la siguiente declaración:

"[Esta clase] de desnutrición es otro resultado común a la ingesta de leche de vaca y ha sido descrita como desnutrición comerciogénica. Esto no significa que los manufacturadores o industriales sean los únicos responsables, sino simplemente que esta clase de desnutrición no tiene nada que ver con el subdesarrollo y la falta de recursos alimentarios. Se deriva, más

bien, de prácticas y políticas que emergen como resultado del pseudo-desarrollo y del proceso de comercialización..."[1]

La utilización del calcio y la edad

Hasta aquí he procurado demostrar que aunque ciertamente la leche de vaca es rica en cierto tipo de calcio, no es la mejor fuente para los humanos. Efectivamente, los mecanismos de defensa de nuestro organismo consiguen rechazar la mayor parte—más del 50%—del calcio que ingerimos a través de la leche de vaca. Como hemos visto, este calcio no es compatible con nuestro patrón bioquímico, pero logra el acceso a nuestro organismo después de burlar a sus mecanismos de defensa. Con todo y ser menor la cantidad de este calcio que logra introducirse en nuestro cuerpo, la realidad es que casi todo el mundo consume más calcio—tanto del bueno como del malo—del que realmente necesita. Tome en cuenta que la ingesta de leche es sumamente copiosa en nuestros países y que, además, se ingiere calcio a través de otros alimentos (muchas frutas y vegetales aportan abundante cantidad de este mineral).

¡Sí, así es! Hasta los 35 años de edad nuestros organismos reciben más calcio del que pueden manejar. Ya a los 45 años de edad nuestro cuerpo comienza a excretar diariamente más calcio del que recibe por medio de la dieta. Esto aparentemente nos coloca en la indeseable ruta hacia una osteoporosis.

¿Osteoporosis? ¡Escalofriante! ¡Aterrador! Pero no se asuste todavía. Aún tenemos que determinar cuánto calcio realmente necesitamos, y cómo lo regula nuestro cuerpo.

Estableciendo los requerimientos de calcio

Establecer los requerimientos reales de calcio del organismo no ha sido un asunto fácil para los científicos. Podría decirse, sin temor a exagerar, que el calcio es el nutriente que más discusión y polémica ha suscitado en la historia de la nutrición humana.

La verdad es que existe mucha discrepancia de criterios entre los investigadores con respecto a cuáles son los verdaderos requerimientos de calcio en el humano. Por un lado, el *National Research Institute* de los EE.UU. estima que una persona adulta debe ingerir diariamente 800 mg de calcio, aproximadamente, con la dieta. Este mismo organismo—que es el encargado de establecer los RDAs* para los EE.UU.—, sugiere también que las personas de 11 a 24 años de edad deben ingerir alrededor de 1.200 mg de calcio por día.[2]

Tomando como referencia a este último grupo, le diré que el departamento de salud del gobierno de Canadá entiende que una ingesta de 700 mg de calcio es más que suficiente para estas edades. Sin embargo, sus homólogos de Inglaterra abogan que una cantidad de 500 mg de calcio por día podría ser nocivo a la salud. En Japón, por otro lado, se recomienda cerca de 400 mg de calcio dietético por día a jóvenes entre 11 y 24 años de edad.

Pero ahora siéntese bien para que no se caiga por la sorpresa: en África Central el promedio de la población nativa apenas alcanza los 175 mg-240 mg de calcio dietético por día, y sus habitantes se cuentan entre los escasos grupos étnicos en que existen la menor incidencia de

---

* RDA: *Recommended Dietary Allowances* (Raciones Dietéticas Aconsejadas).

osteoporosis en el mundo. Además, los centroafricanos han batido repetidas veces el récord de ser la población con huesos más fuertes y densos del planeta. Una observación: ¡LA MAYORÍA DE LOS CENTROAFRICANOS NATIVOS NO CONSUMEN LECHE DE VACA NI QUESO!

Leche, proteína animal y osteoporosis

Los países en que se consumen más lácteos son los que presentan un mayor porcentaje de incidencia de osteoporosis. En los EE.UU., por ejemplo, más de 250.000 personas sufren de facturas de las caderas o del fémur por osteoporosis cada año; y aproximadamente 1.000.000 de mujeres padecen de este mal tan temible. Y hay que tomar en cuenta que este país es notable por su altísimo consumo de lácteos.

Estudios conducidos en Alemania sugieren que los requerimientos de calcio del organismo son influidos por una alta ingesta de proteínas (¡y dale con las proteínas!). Las dietas ricas en proteínas incrementan marcadamente la cantidad de calcio que es excretado del cuerpo cada día.

De hecho, en un estudio realizado en Zurich con más de 200 jóvenes, se comprobó que al suministrarles una dieta con una composición de 48 gr de proteína, no hubo una pérdida neta de calcio, aun cuando no se les suministró más de 500 mg por día. Pero cuando a estos mismos jóvenes se les aplicó una dieta de 112 gr. de proteína diaria—típica en Occidente—, experimentaron una pérdida substancial de calcio a pesar de habérseles suministrado más de 1.800 mg por día.[3]

La proteína vegetal no parece tener el mismo efecto

excretor sobre el calcio que la proteína animal. En otro experimento similar al anterior, y en el que se usó proteína de soja en lugar de proteína animal, la pérdida de calcio no fue significativa.[4]

Una persona que consume dos servicios de carne, dos vasos de leche, un servicio de queso y un huevo en un mismo día, está ingiriendo una cantidad de proteínas tan alta como para producir una excreción masiva de calcio del organismo.

Aun cuando se ha comprobado que la osteoporosis es una enfermedad multifactorial, no puede negarse que el factor dietético juega un papel protagónico en su génesis. La razón por la que muchas personas de edad avanzada reportan una pérdida considerable de masa ósea, no es otra que el alto contenido de proteína de origen animal en sus dietas. Y en vista de que se les recomienda ingerir leche de vaca para adquirir una cantidad "adecuada" de calcio—siendo que la misma leche abunda en proteínas—, no debe sorprendernos que la pérdida cuantiosa de este mineral de sus cuerpos se incremente, aún más que si no ingirieran la leche de un todo.

En definitiva, ¡la osteoporosis y el consumo de lácteos van de la mano!

La razón por que la proteína animal precipita la expulsión del calcio del organismo es muy lógica, desde el punto de vista de la bioquímica elemental. ¡Veamos!

Para que la calidad de los procesos metabólicos que ocurren en la sangre pueda ser garantizada, es vital que su pH (grado de acidez) sea mantenido en una puntuación de 7.4 de forma constante. Si esta puntuación disminuye significativamente, haciendo que la sangre varíe de un estado eminentemente alcalino a uno sensiblemente menos alcalino (o más ácido), muchos trastornos orgánicos podrían ocurrir como consecuencia de ese cambio.

La literatura médica abunda en información científica que nos explica qué exactamente puede pasarle a nuestra salud cuando la sangre se acidifica:

Falta de vitalidad   Resfriado crónico
Depresión   Pérdida de memoria
Trastornos nerviosos   Impotencia sexual
Artrosis   Frigidez
Ciática   Etc.
Eccema

Para evitar una peligrosa acidificación de la sangre, el organismo se vale de sustancias llamadas *buffers* que tienen la misión de rebalancear el pH. El calcio es el principal catión* del cuerpo, y es preferiblemente utilizado por éste para restablecer la alcalinidad parcialmente alterada de la sangre.

Las proteínas de origen animal son muy ricas en aminoácidos con carga eléctrica positiva, contrario a las proteínas de origen vegetal.[5] Por esta razón, las proteínas de origen animal dejan un residuo muy ácido en el organismo después de ser metabolizadas. Y siendo que la dieta promedio de los países de Occidente sobreabunda en esta clase de proteína, puede entenderse por qué nuestra sangre está permanentemente en jaque ante la agresión ácida que semejante dieta le significa.

El organismo recurre entonces al calcio que está en los huesos para liberarlo hacia la sangre. Y esto lo hace mediante un complejo "llavero" hormonal que abre las "compuertas" bioquímicas de los huesos. A este proce-

---

* Un *catión* es un 'ión'—o un átomo con propiedades energéticas—cargado positivamente..

so se le denomina resorción ósea. Y es así como nuestro organismo, en su lucha por tratar de neutralizar a través del calcio la acidez sanguínea inducida por la proteína animal, pierde ese precioso mineral tan importante para la salud de nuestros huesos.

Para complicar un poco más el problema, cuando nuestros riñones tienen que trabajar doblemente para poder manejar la demoledora carga de calcio *no iónico* (no activado o desactivado) y de proteína animal degradada, su estrés alcanza unos niveles tan altos que, con los años, muchas de sus nefronas* son destruidas, se forman piedras de oxalato de calcio en su interior y, finalmente, su capacidad de filtrar toxinas disminuye, con lo que la carga tóxica se aumenta en nuestros organismos.

Pero el calcio no es el único mineral que es eliminado del cuerpo por causa de una dieta rica en proteínas de origen animal. Otros minerales como el cinc, el manganeso, el cobre, el potasio y el selenio, resultan seriamente perjudicados por un exceso de proteínas de origen animal en la dieta. ¡Lo interesante es que casi todos estos minerales son vitales para un buen desarrollo y protección del sistema inmunológico...!

Después de todo, la osteoporosis ocurre en virtud de una pérdida de calcio, no por una deficiencia de éste. Y la prueba de que esto es verdad nos las brindan los estudios de laboratorio que confirman los altos niveles de calcio en la sangre de aquellas mujeres afectadas por este mal. Esa alta presencia de calcio en sangre obedece a la continua migración de calcio de los huesos hacia la sangre.

---

* Las nefronas son las unidades de filtraje de los riñones, y en las que se lleva a cabo la filtración de la sangre para dar lugar a la formación de la orina.

Ahora bien, la densidad de la masa ósea viene determinada por la genética. No hay nada que Ud. pueda hacer al respecto. En realidad, Ud. tiene hasta los 35 años de edad para aumentar su masa ósea, porque después de esa edad ello es prácticamente imposible. Pero debo informarle que la industria lechera sabe eso tan bien como su médico. Así que la suplementación con calcio, para supuestamente evitar la osteoporosis, es puro cuento de camino. Y ello nos lo confirma un excelente estudio realizado por dos científicos, y que fuera publicado en el número del mes de diciembre de 1994 de la revista *American Journal of Clinical Nutrition*. En el mismo se arroja evidencia conclusiva de que el tamaño del esqueleto y la densidad ósea vienen programados genéticamente, y que ambos pueden ser optimizados tan sólo mediante una buena ingesta de calcio durante la adolescencia hasta la primera parte de la adultez. Y ya hemos explicado de más que la leche de vaca no es una fuente segura de calcio para nuestros cuerpos.

En realidad, la osteoporosis es un fenómeno dependiente de la edad. A medida que envejecemos, las hormonas esteroides del organismo son producidas en menor cantidad y también pierden su poder biológico, con lo que tanto la salud de los huesos como la vitalidad de los órganos sexuales comienzan a mermar. Por lo que la mejor prevención contra el envejecimiento prematuro de nuestro sistema hormonal es que adoptemos un estilo de vida coherente con las sabias leyes de la naturaleza que regulan el funcionamiento de nuestro organismo. Pero consumir leche de vaca no tiene nada de natural, pues el desorden que ésta es capaz inferirle a nuestro sistema hormonal no tiene comparación.

Le hago una pregunta muy seria: ¿vale la pena sacrificar la salud y la calidad de vida por un manojo inservible de sentimientos nostálgicos infantiles; o por complacer los caprichos de ese órgano de seis pulgadas de largo—la lengua? Podría escribir mucho más sobre el calcio, pero me temo que no dispongo del espacio necesario para ello. No obstante, deseo compartir unos pocos datos más...

Calcio animal vs. calcio vegetal: argumentos encontrados

Los defensores de la leche de vaca como alimento esencial para los humanos argumentan que el calcio vegetal no es bien absorbido por el organismo humano (o sea que no es mejor absorbido que el calcio de la leche de vaca), debido a tres alegados factores:

1. Que el calcio vegetal viene acompañado de *fitatos*, y estos no son digeridos por el intestino humano. (Se entiende que la digestión de los fitatos dificulta la absorción del calcio.);

2. Que la cantidad de fibras que maneja el intestino de una persona que consume más vegetales de lo usual (los vegetarianos, por ejemplo), impide que el calcio sea absorbido y hace que se pierdan grandes cantidades del mismo (hasta 375 mg por día) en las heces fecales; y

3. Que la mayoría de los vegetales más ricos en calcio lo son también en *ácido oxálico* u *oxalato*, el cual inhibe la absorción del calcio.

Estos argumentos son hoy día tan obsoletos como los trenes a vapor. Estos criterios fueron los que empleó la industria lechera en los EE.UU. hace muchos años atrás para aumentar la plusvalía del calcio de sus leches. Los libros de dietética y nutrición mas avanzados y actualizados, han descartado estos argumentos por infundados.

En estudios conducidos por la prestigiosa Universidad de Loma Linda, en California, con grupos de vegetarianos de la Iglesia Adventista del Séptimo Día, se comprobó que, no obstante su bajo consumo de calcio dietético—incluso de calcio vegetal—, esta población presentaba huesos más densos, fuertes y saludables que los de la población en general.

El departamento de nutrición de esta misma universidad demostró:

1. Que el calcio que viene acompañado de fitatos en los vegetales también viene acompañado de celulosa, un azúcar vegetal que aumenta en más de un 250% la capacidad del intestino de absorber el calcio;

2. Que el calcio de la soja y del bróculi—ambos ricos en oxalato—no representa un problema para fines de absorción y que, por el contrario, su excreción del organismo, en forma de compuesto con el oxalato, es únicamente posible cuando la dieta abunda en proteínas de origen animal, o cuando el calcio que obtenemos es de origen animal; y

3. Que las fibras no disminuyen significativamente los niveles de calcio en el intestino, como por mucho tiempo se ha creído.[6]

¿Y qué de la suplementación con calcio?

¿Es necesaria? Yo diría que no más de lo que sería para un elefante o una vaca o un gorila. ¿Ud. cree que es diferente para el ser humano? ¡Pues no lo es! El mecanismo de control del calcio en el organismo humano es

TABLA DE ALIMENTOS RICOS EN CALCIO

ALIMENTO	CANTIDAD	CALCIO
Col de Bruselas, cocida	1 taza	357 mg
Ruibarbo, cocido	1 taza	348 mg
Tofu firme	4 oz.	80-230 mg
Espinaca, cocida	1 taza	278 mg
Nabo verde, cocido	1 taza	249 mg
Melaza	2 cdas.	274 mg
Semillas de ajonjolí	2 cdas.	176 mg
Soja, cocida	1 taza	175 mg
Leche de soja	1 taza	75-200 mg
Coliflor, cocido	1 taza	34 mg
Almendras	1/4 taza	97 mg
Repollo, cocido	1 taza	50 mg
Naranjas	1 mediana	56 mg
Higos, secos	5 medianos	135 mg
Bróculi, cocido	1 taza	94 mg
Remolacha, cocida	1 taza	165 mg
Alga, cruda	3.5 oz.	168 mg
Zanahoria, cruda	1 mediana	24 mg
Molondrón (Okra), cocido	1 taza	176 mg
Frijoles, cocidos	1 taza	111-124 mg

Tabla: La mayoría de los comestibles naturales contienen calcio.

muy similar al del resto de los mamíferos grandes, con la diferencia de que la mayoría de los animales se deshacen del excedente de calcio con mucho más facilidad que el hombre. ¿Le gustaría saber por qué esa diferencia? Porque ellos no ingieren leche ni calcio después de haber sido destetados.

En un estudio de cuatro años de duración, conducido por el Dr. B. Lawrence Riggs, este concluyó:

Existe un abultado cuerpo de evidencias que indican que no existe la menor relación entre la ingesta de calcio y la densidad de los huesos; no encontramos absolutamente ninguna correlación entre los niveles de calcio y la pérdida de la masa ósea, ni siquiera un rastro.[7]

El cuerpo regula el calcio completamente a través de hormonas—la PTH, la calcitonina y la vitamina D3. De ahí que lo único que necesite sea recibir un debido soporte dietético que sea biológicamente compensatorio.

¿Y cómo se logra eso?

¡Muy fácil! Siga estos consejos: no ingiera calcio animal; no ingiera proteína animal; evite las bebidas que contienen cafeína, como el chocolate, el café y las bebidas a base de cola; consuma más vegetales y frutas ricos en calcio; y haga suficiente ejercicio. Y no olvide exponerse al sol matutino antes de la hora pico del día. Y tenga mucho cuidado con dejarse llevar de las campañas propagandísticas que rinden un verdadero culto idolátrico al calcio de la leche de vaca... Estoy convencido de que, de seguir las sugerencias implícitas en esos mensajes publicitarios—"huesos fuertes, robustos y vigorosos"—, la mayoría de nosotros terminaría teniendo huesos de dinosaurios a la larga, si fuera verdad.

¡Si pone caso a estos consejos, le auguro un venturoso futuro, con huesos verdaderamente sanos y fuertes!

¡Haga la prueba!

Referencias bibliográficas

[1] Margulies, L. "Baby Formula Abroad: Exporting Infant Malnutrition," *Christianity and Crisis*, 10 de noviembre del 1975. Pág. 264.

[2] Food and Nutrition Board, National Research Council: Recommended Dietary Allowances, 10th ed. Washington, D.C. *National Academy Press*, 1989.

[3] Kerstetter, J. E. and L. H. Allen. "Dietary protein increases urinary calcium." *J Nutr* 120:134-136 (1990).

[4] Linkswiler, H. M., M. B. Zemel, M. Hegsted, S. Schvette. "Protein-induced hypercalciuria." *Fed Proc* 40:2429-2433 (1981).

[5] Messina, M., Virginia Messina. *The Dietitians Guide to Vegetarian Diets*. Gaithersburg, MD: Aspen Publishers, Inc., 1996.

[6] Nnakwe, N., C. Kies. "Calcium and phosphorus utilization by omnivorous and lacto-ovo-vegetarians fed laboratory controlled lacto-ovo-vegetarian diets". *Nutr Rep. Int.*, 1985; 31:1009-1014. / Rattan, J., N. Levin, E. Graff, N.Weizer, T. Gilalt. "A high-fiber diet does not cause mineral and nutrient deficiencies". / *J Physiol* (London), 1942; 101:44-85.

[7] Siegel, D. "Calcium: White Gold". *The Diet Page*, http://www.dsiegel.com/wiwd/diet/calcium.html.

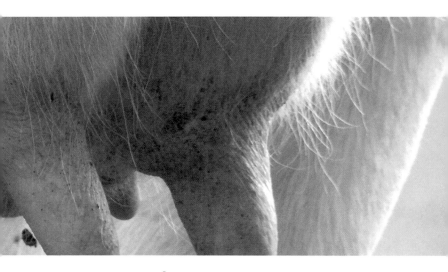

rBGH es el medicamento para animales lecheros más vendido en América, sin embargo, debido a sus peligros para la salud, está prohibido en Canadá, Japón, Australia, Nueva Zelanda y en los 27 países de la Unión Europea.
— Dr. Joseph Mercola

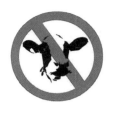

rBGH: el fruto de una conspiración

"**C**onspiración" es una palabra que se ha puesto muy de moda últimamente. La escuchamos en las películas, la leemos en los diarios, y... ¡a veces somos víctimas de ella!

Motivado por la lectura del libro *MILK—The Deadly Poison* (La leche, el veneno mortal), de Robert Cohen, decidí alquilar la película "I Love Trouble," protagonizada por Nick Nolte y Julia Roberts.

En ella se desarrolla un interesante drama en la que dos periodistas—Nolte y Roberts—de dos prestigiosos periódicos de los EE.UU., se unen para resolver un caso de conspiración entre una compañía muy poderosa que fabrica agroquímicos con ingeniería genética (IG) y el gobierno norteamericano. Al final de un experimento con una hormona de crecimiento para el ganado vacuno, los científicos de la compañía descubren que todas las ratas en las que se probó dicha hormona desarrollaron cáncer. A fin de salvaguardar la multimillonaria inversión que se requirió para el desarrollo de la hormona, la compañía decidió ocultar las evidencias usando, además, el soborno al objeto de burlar los procedimientos de inspección estatales.

La película se desarrolla entre un peligroso juego de

investigación periodística, por un lado, y persecución brutal y asesina por parte de la compañía y el gobierno por otro lado.

¡Muy interesante! ¿Verdad? Pues algo muy similar, casi idéntico, está sucediendo en estos precisos momentos en los EE.UU. Uno solamente tiene que visitar el archivo electrónico de GenTech* en la Internet, para enterarse con lujo de detalles acerca de la titánica lucha que actualmente se lleva a cabo, capitaneada por varios sectores populares y científicos, contra una muy reconocida compañía fabricante de productos agroquímicos elaborados con ingeniería genética: Monsanto.

rBGH: un peligro potencial

El enorme peligro que representa la hormona de crecimiento bovino recombinante (HCBr, o rBGH, por sus siglas en ingles) no es percibido, y mucho menos comprendido por la población en general. Esta hormona, que aparece en forma natural como BGH en la leche de vaca, ha inquietado a muchos biólogos, nutricionistas, médicos y científicos que toman bien en serio su papel de defensores de la calidad de vida y salud de la población. ¡Y no es para menos!

Esta hormona, aún en su estado natural, representa un verdadero riesgo para la población mundial, ya que es un producto animal terminado que influye en los procesos de crecimiento y desarrollo del organismo. El organismo receptor—el consumidor de leche de vaca—recibe una dosis extra de una sustancia (la BGH) que acelerara el ritmo de producción biológica de sus

---

* http://www.gene.ch/gentech/1998/Jan-Feb/maillist.html#00127

propias hormonas de crecimiento. ¿Puede Ud. imaginar el desorden y caos endocrino que esta hormona de crecimiento, casi 10 veces más potente que la del humano, sería capaz de crear en su organismo o en el de sus hijos?

Tome en cuenta que no me estoy refiriendo a la rBGH—que es la misma hormona BGH, pero sintética o tratada con ingeniería genética—, sino a la BGH natural. Y si los riesgos de consumir BGH a través de la leche de vaca son evidentemente comprometedores para la salud, con mucha más razón deberíamos temer la ingesta de leche de vacas tratadas con rBGH.

Origen de la rBGH

La hormona rBGH fue creada con un solo propósito: ¡aumentar la capacidad productiva de las vacas lecheras un 25%! Si lleváramos ese porcentaje a dólares, veríamos que este negocio es mucho más rentable que ser propietarios temporales de la lámpara de Aladino.

Veámoslo así: a mediados del siglo pasado, una vaca común daba poco menos de 4.5 libras de leche por día. Para el año 1960, un siglo después, una vaca común producía como 20 libras de leche por día. Hoy día, gracias al uso de antibióticos, a los métodos de cruces e hibridación selectiva y de ingeniería genética, una vaca puede producir hasta 108 libras de leche por día. ¿Increíble? ¡Pero cierto!

Estos nuevos procedimientos han afectado la textura, consistencia y sabor de la leche. Y ello es aún más notorio después de la aparición de la rBGH.

La rBGH es creada de la siguiente manera: se toma la hormona somatotropina bovina de las vacas lecheras, y se recombina con material genético bacteriano; luego se la implanta dentro de la bacteria *E. Coli*. La nueva bacteria mutada que resulta de este atrevido "juego de dioses," produce grandes cantidades de BGH 'procesada' o rBGH.

El 5 de noviembre del año 1993, el *Food & Drug Administration* (FDA), en los EE.UU. aprobó el uso de la rBGH. Y ese paso atrevido tendría amplias repercusiones en la vida científica de la nación que ha liderado los avances más espectaculares de la ciencia y la tecnología en tiempos modernos. La guerra de intereses que le siguió a la aprobación de dicha hormona, ha sido una de las más reñidas y de mayor trascendencia que se haya conocido en la historia de la industria alimentaria norteamericana.

Preocupaciones justificadas

Mi preocupación principal con respecto a la rBGH—y la de un número significativo de hombres de ciencia y del mundo médico—, es que esta nueva droga nunca ha sido sometida a las pruebas correspondientes. Esto constituye un verdadero peligro para la salud de tantos seres humanos que ignoran totalmente el asunto. Otro dato que se ignora es que más del 65% de las vacas tratadas con rBGH enferman de mastitis, salmonelosis y paratuberculosis bovina (síndrome de Johne) con una facilidad casi 10 veces mayor que las vacas no tratadas con esta hormona sintética.

La otra razón por la que la rBGH es sinceramente preocupante, es porque estamos hablando de un negocio redondo respaldado con una inversión inicial de US$500 millones—cifra que únicamente refleja el costo de los estudios de la hormona. ¡Demasiado dinero de por medio como para dejar que unas estúpidas inquietudes sobre bioética y bienestar humano eclipsen las expectativas de beneficios suculentos de las compañías e instituciones involucradas!

¿"Vaca loca"?

Uno de los aspectos más aterrorizantes de la rBGH es que esta hormona, según ha podido comprobarse, propicia el síndrome de la "vaca loca" o EEB en el ganado vacuno lechero. Y si Ud. ya leyó el capítulo 7 de este libro, debe tener ya una idea más clara de lo que estoy tratando aquí. El USDA (Departamento de Agricultura de Estados Unidos) se ha encargado de desmentir la relación existente entre la rBGH y la EEB. Ellos podrán decir lo que quieran, pero la verdad está golpeando dolorosamente sobre las carnes de aquellos que padecen de SCJ por haber consumido la leche de vacas tratadas con rBGH e infectadas con EEB.[1]

Efectos inmediatos de la rBGH en la vaca

Fiel a la información que viene en el interior del paquete del nuevo fármaco de Monsanto, Posilac®—el nombre comercial de la rBGH—aumenta considerablemente el riesgo de mastitis (una infección de las ubres) en las vacas. Esta droga ha sido también asociada al aumento de células somáticas (pus), según puede observarse con frecuencia en las leches de las vacas tratadas con ella. ¡¿Pus en la leche?! ¡Qué asco!

"Con el aumento de los riesgos de infecciones en casi un 80% de las vacas tratadas con rBGH"—dice el Dr. Michael K. Hansen, bioquímico de *Consumers Union*—

"los ganaderos tienen que aumentar considerablemente la cantidad de antibióticos y otros medicamentos con que tratan a sus vacas, lo cual también se menciona en la información que acompaña a Posilac®."[2] Y si quiere tener una idea más clara acerca del peligro que representan estos medicamentos y antibióticos en aquéllos que lo ingieren a través de la leche de vaca, espere a llegar al siguiente capítulo... ¡Se horrorizará!

El FDA y Monsanto: ¡un matrimonio estable!

Ahora bien, ¿qué piensa el FDA acerca de la rBGH? Ya dijimos que la rBGH recibió la "bendición" legal del FDA en el año 1996. Monsanto había batallado por más de 10 años para lograr que el FDA aceptara su nueva droga. Esos 10 años pusieron a prueba el poder económico y de influencia política de Monsanto. Mediante un bien trazado y estratégico plan, Monsanto puso en movimiento un demoledor paquete de medidas que prepararon el terreno para la introducción de su solicitud a favor de la aprobación de la droga ante el Congreso, y para la final aceptación de la misma ante el FDA:

• Se preparó un documento científico de 55.000 páginas en el que se detallaban los métodos utilizados para probar la droga, y para dar a conocer los resultados finales de los experimentos realizados en las ratas. (Vale aclarar que las técnicas que se utilizaron para efectuar la prueba fueron de las más anticuadas, y que el FDA no hizo el menor esfuerzo para examinar con cuidado dicho documento.)

• Más de US$2.000.000 fueron distribuidos por Monsanto entre senadores y congresistas que debían examinar la solicitud.

• El abogado principal de Monsanto fue transferido al departamento legal del FDA para formar parte de su equipo de trabajo durante la etapa de revisión del documento.

• Los dos médicos principales que examinaron los resultados finales de las pruebas de la rBGH, pasaron a trabajar directamente con el FDA durante el proceso de "estudio" del documento sometido por Monsanto.

• Tanto el FDA como el USDA, y el *Center for Veterinary Medicine*, cabildearon en el Congreso para que aprobaran la solicitud de Monsanto.

• El FDA autorizó a dos de sus más eminentes científicos a que escribieran para las prestigiosas revistas *Science* y *JAMA* (*Journal of the American Medical Association*) un nutrido y vigoroso artículo acerca de la "demostrada" inocuidad de la rBGH para el consumidor.

• El FDA lanzó un reporte en el que cínicamente desaconsejó el uso de la leche materna para los neonatos, por ser, según ellos, más inadecuada para el consumo humano que la misma leche de vaca. ¡Qué descaro! ¡Qué vergüenza![3]

Pero el paso más osado, atrevido y provocador de esta histórica conspiración del FDA y Monsanto, fue el de ocultar al público los verdaderos resultados del experimento con la rBGH en las ratas. Monsanto había declarado en su monumental reporte de 55.000 páginas, que las ratas habían sido sometidas a pruebas en el laboratorio por 90 días, cuando realmente lo fueron por 120 días. ¿Y cuál es el problema con esa aparentemente insignificante diferencia?

Discrepancias entre científicos

Según los procedimientos de experimentación adoptados por Monsanto, es lógico comprender que a los 90 días las ratas no hayan sufrido ningún cambio "real" en su fisiología. Pero, según se descubrió más tarde, a los 120 días todas las ratas habían desarrollado cáncer de mamas. También se comprobó que en realidad las ratas sí habían sufrido cambios fisiológicos muy implicativos durante los primeros 90 días: sus hígados y bazos habían crecido notablemente.[4]

Un médico bioquímico independiente, el Dr. William von Meyer, presidente de *Fairview Industries*—una firma que conduce investigaciones genéticas y bioquímicas—, de Middletown, Wisconsin, observó un peligroso crecimiento de los huesos e hígados de un grupo de ratas que se estudió siguiendo el mismo protocolo científico referido por Monsanto en su cuestionable "estudio."[5]

Los científicos de Monsanto y del FDA se empeñaron a fondo en tratar de demostrar, con argumentos casi infantiles, que ni la hormona BGH ni la rBGH de la vaca podían pasar hacia el interior del organismo, ya que, según ellos, las proteínas que las conforman son digeridas en el estómago y más tarde en el intestino delgado. En otras palabras, que ambas hormonas—razonaron—son "desactivadas" durante el proceso de la digestión.[6]

Richard Teske, el más prominente científico del Centro de Medicina Veterinaria de los EEUU, discrepó abiertamente de esta falsa concepción científica acerca de la digestión de las hormonas. Según Teske, la leche actúa como inhibidora de las enzimas digestivas. La leche puede elevar el pH del estómago de 2.0 a 6.8, lo cual hace que la *pepsina*—enzima que digiere las proteínas—quede desactivada.[7]

¡Lo que quiere decir que las hormonas en discusión sí pasan hacia el interior de nuestros cuerpos, después de todo!

La leche también posee una enzima conocida como *xantina oxidasa*. En muchos de los casos de fallos cardíacos y arteriosclerosis (endurecimiento y taponamiento de las arterias), ha podido confirmarse una alta presencia de dicha enzima en el organismo, según extensos estudios realizados por bioquímicos nutricionales.[8] Si la *xantina oxidasa* pudiera ser digerida, se evitarían las mencionadas enfermedades; pero no es así, dado que la alcalinidad producida por la leche en el estómago protege a dicha enzima atrapándola en los liposomas (células grasas). Al pasar protegida hacia el interior de nuestro sistema son luego liberadas de sus lipo-celdas para llevar a cabo su obra dañina.

La rBGH y el cáncer

Existen dos factores ligados a la rBGH que le pondrían los pelos de puntas a cualquier investigador serio, y que son invariablemente generados por ella. El primero consiste en que en las vacas tratadas con rBGH se aumentan considerablemente sus niveles de IGF-1, una hormona o factor de crecimiento similar a la insulina por cuyo medio se desarrolla el cáncer en el organismo.[9] Y el segundo factor es, quizás, más aterrador que el primero: cuando se creó la rBGH, se formó un aminoácido "anormal" en la cadena de aminoácidos que conforma la hormona. Pero concentrémosno, en primera instancia, en el primer factor...

Cuando a una vaca se le inyecta rBGH, se aumentan en ésta los niveles de IGF-1, al igual que en su leche. Es así como las personas que consumen esta leche se ven expuestas a contraer los más diversos tipos de cánceres, pues el IGF-1 es al cáncer lo que la gasolina al fuego. ¡Imagínese! Si Ud. tiene células cancerosas en proceso de desarrollo en su cuerpo, el IGF-1 hará posible que antes de cinco años Ud. tenga un tumor maligno de más de un millón de estas células. Y debo advertirle que las células cancerosas son "inmortales": es decir, mueren después que Ud.

Aún el FDA ha tenido que admitir que el IGF-1, presente en las leches de vacas tratadas con rBGH, se comporta como un súper acelerador del crecimiento y de la reproducción de las células cancerosas en varios tejidos.

Cáncer del seno

El IGF-1 ocurre de forma natural en el humano, al igual que en las vacas, pero las inyecciones de rBGH causan un aumento substancial y sostenido de los niveles de IGF-1 en la vaca y en su leche, según el Dr. Samuel S. Epstein, profesor de medicina ambiental y ocupacional en la facultad de salud pública de la Universidad de Chicago, Illinois.[10] Peor aún, "el IGF-1 no es destruido por la pasteurización; sobrevive al proceso de la digestión, es absorbido hacia la sangre y produce un potente efecto de crecimiento," enfatiza Epstein.[11]

El Dr. Epstein dice, además, que "es muy probable que el IGF-1 ayude a transformar el tejido normal de los senos en células cancerosas, y luego las habilite para invadir otros órganos."[12]

El Dr. Carlos Arteaga, investigador y ginecólogo destacado de California, ha revelado sentir una ansiosa preocupación por aquellas mujeres con cáncer del seno, cuyo consumo de leche ha sido muy alto previo y durante la enfermedad. Él asegura que el consumo de leche de vaca es en gran medida responsable por el aumento vertiginoso del cáncer del seno entre las mujeres norteamericanas.[13]

La mayoría de estas mujeres han sido víctimas de la hechizante y sugestiva campaña propagandística de las industrias lecheras, y de los médicos que les dan su apoyo. En estas campañas predomina el claro mensaje: "Consuma leche de vaca y dígale adiós a la osteoporosis."

El Dr. K. Robbins encontró que el IGF-1 aumentó significativamente el número de linfocitos en más del 65% de 150 mujeres muertas por cáncer de senos en el año 1990, en el Hospital de Veteranos de New York, según los resultados de los estudios a que se les sometió durante la autopsia. Este aumento tenía un significado fisiológico muy implicativo, y Robbins concluyó que el IGF-1 es, además, un componente natural del cáncer de los huesos.[14]

Tamoxifen® es el nombre del medicamento más comúnmente empleado para tratar el cáncer del seno. El Dr. Andreas Friedl, en un artículo publicado en el *European Journal of Cancer*, resaltó lo que para él constituyó una evidencia conclusiva en la relación entre el IGF-1 y el cáncer del seno: ¡los niveles de IGF-1 en pacientes con cáncer del seno disminuyeron bastante después de varias terapias con Tamoxifen![15]

Cáncer de próstata

Por otro lado, según un reporte del 23 de enero de 1998, en un artículo escrito para ser publicado en la revista *Science* por el ya mencionado Dr. Samuel S. Epstein, aquellos hombres que presentan niveles más elevados de

IGF-1 en su sangre son 20 veces más propensos a padecer de un cáncer abrasivo de la próstata que aquellos que no presentan niveles altos de esta hormona.[16]

Este artículo del Dr. Epstein despertó una vez más la adormecida polémica de si la leche de vaca—que gracias a la biotecnología presenta niveles sorprendentemente altos de la hormona rBGH—estaba implicada o no en el aumento anormal de los niveles de IGF-1 en quienes la consumen. Como sola respuesta, el Dr. Epstein hizo referencia al reporte del *International Journal of Health Services* (Periódico Internacional de Servicios de Salud) del año 1996, en el que se concluyó:

1. Que la rBGH difiere química, nutricional, farmacológica e inmunológicamente de la BGH natural de la vaca; y

2. Que esa diferencia era aún más notable por la forma como la rBGH aumenta los niveles de IGF-1 en los consumidores de leche de vacas tratadas con rBGH, lo cual sucedía en una escala menor en quienes consumían la leche de vacas no tratadas con esta hormona.

La leucemia

La leucemia es otro tipo de cáncer. Se caracteriza por la inflamación de los nódulos linfáticos, aumento del tamaño del bazo y el desarrollo de células blancas anormales en desmedro de las normales.

Según la *Leukemia Society of America*, la leucemia causa más muertes entre niños de 1 a 14 años de edad en los EE.UU. que ninguna otra enfermedad.[17] La leucemia y los linfomas son la cuarta causa principal de muertes por cáncer en hombres y mujeres de ese mismo país. Cada 12 minutos muere un niño o un adulto por leucemia en los EE.UU. ¿Y le gustaría saber algo? Las ratas que desarrollaron cáncer durante el experimento de 120 días conducido en los laboratorios de Monsanto, en realidad enfermaron de leucemia. ¿Puede verlo claro ahora?

En febrero del año 1988, una carta que había sido enviada por un investigador japonés a las autoridades del Departamento de Salud Pública de Gran Bretaña, y que fuera publicada más tarde en la prestigiosa revista médica inglesa *The Lancet*, reportó la muerte de cinco niños que fueron tratados con hormonas de crecimiento humano (hGH). Tanto estos niños, como otros reportados de 17 naciones europeas, murieron de leucemia.

En mayo de ese mismo año, representantes de la Sociedad de Endocrinología Pediátrica Lawson & Wilkins y de la Fundación de Crecimiento Humano se reunieron en Bethesda, Maryland, para discutir sobre los recientes brotes de leucemia en niños tratados con hGH. En la reunión se determinó que tanto la hGH como la rBGH y el IGF-1 de la vaca, causan leucemia en los niños que reciben terapias hormonales o que consumen leche de vaca.[18]

Jugando a ser Dios

Sobre el segundo factor que mencionáramos al principio de la sección anterior, he aquí lo ocurrido... Si Ud. conoce bien la temática de la novela Frankenstein, de seguro que captará muy bien la magnitud de este "extraño" accidente: Monsanto cometió un error similar durante el proceso de creación de la rBGH.

Durante el proceso de transcripción genética de la

hormona, se formó un aminoácido "caprichoso" o anormal. Un científico de Monsanto, Bernard Violand, hizo pública la evidencia de este error en el número de julio de 1994 del periódico científico *Protein Science*. El aminoácido número 144—la *lisina*—de la cadena proteica de dicha hormona, fue transcrito incorrectamente como un aminoácido "loco" al cual nombraron *epsilón-N-acetil-lisina*. En otras palabras, un aminoácido que simplemente debió pasar de una posición a otra en la arquitectura de la cadena proteica, se convirtió en un monstruo, en una cosa nueva nunca antes conocida ¡Como ha de esperarse, Monsanto nunca ha admitido este error oficialmente! ¿Cómo reaccionará el cuerpo humano ante la presencia de este caprichoso engendro en su interior?

Sería muy oportuno recordarle, amigo lector, que tanto la *falcemia*—un tipo de anemia mortal—como el síndrome de Alzheimer, son el resultado de la alteración de uno de los aminoácidos de la cadena proteica de una sustancia sanguínea y de una hormona cerebral, respectivamente. Los resultados y consecuencias que podrían ocasionar esta hormona "frankensteinizada"—la rBGH—no se conocen aún, pero es asunto de unos cuantos años más para que atestigüemos de los primeros funestos resultados. ¡Que Dios nos libre!

Debo enfatizar, por último, que si bien es cierto que muchos países europeos no le han dado la bienvenida a la rBGH, tomando incluso medidas drásticas para impedir su entrada a sus territorios, no puedo decir lo mismo de los países hispanoamericanos, en los que Posilac—la forma patentizada de la rBGH—va ganando más y más terreno. ¡Ojo, hispanos!

Si le preocupa su salud y la de los suyos, preste suma atención a lo que beba o coma desde hoy en adelante.

Si aún no está muy convencido o decidido a abandonar la leche, no tengo la menor duda de que Ud. y los suyos podrían ser las próximas victimas de un ingente peligro de proporciones épicas. La leche, la mantequilla y el queso vienen cargados de sustancias que Ud. desconoce y que los gobiernos consideran innecesario que los productores especifiquen en sus etiquetas.

Creo que a estas alturas no soy el único que piensa que la leche de vaca no es para los humanos, ¿o sí?

Referencias bibliográficas

[1] Cohen, Robert. *Milk: The Deadly Poison*. Englewood Cliffs, NJ: Argus Publishing, Inc., 1997. Pág. 225.

[2] *Ibid.*, pág. 23.

[3] Barnard, Neal. Revista *Good Medicine*, del PHYSICIAN'S COMMITTEE FOR RESPONSIBLE MEDICINE, vol. 2, no. 4. Otoño del 1993. / Bovard, James. "First Step to an FDA Cure: Dump Kessler." *Wall Street Journal*, vol. CCXXIV, no.112; 8 de diciembre del 1994. Pág. A18.

[4] Cohen, Robert. *Milk: The Deadly Poison*. Englewood Cliffs, NJ: Argus Publishing, Inc., 1997. Pág. 76.

[5] Heimlich, Jane. *Health and Healing Newsletter*, una publicación de Julian Whitaker, julio del 1994. Pág. 3.

[6] Cohen, Robert. *Milk: The Deadly Poison*. Englewood Cliffs, NJ: Argus Publishing, Inc., 1997. Pág. 65.

[7] *Ibid.*, págs. 35, 36.

[8] Matier, D., L. E. Underwood, M. Maes, M. L. Davenport, J. M. Ketelslegers. *Endocrinology* 123, 1053 (1998).

[9] Philipps, Anthony R, et al. "Fate of Insulin-like Growth Factors I and II Administered Orogastrically to suckling rats." *Pediatric Research*, vol. 37, no. 5, 1995. Págs. 586-592.

[10] Epstein, Samuel, M.D. Artículo sobre la hormona BST. *The Los Angeles Times*, 20 de marzo del 1994.

[11] *Ibid.*

[12] *Ibid.*

[13] Arteaga, Carlos, M.D. "Interference of the IGF systems as a strategy to inhibit breast cancer growth." *Breast Cancer Research and Treatment*, no. 22, 1992. Págs. 101-106.

[14] Robbins, K. et al. "Immunological effects of insulin-like growth factor (IGF) and glucose transporter-enhancement of immunoglobulin synthesis." *Clin-Exp-Immunol.*, febrero del 1995. Págs. 337-342.

[15] Friedl, Andreas, et al. "Suppression of serum insulin-like growth factor-I levels in breast cancer patients during adjuvant tamoxifen therapy." *European Journal of Cancer*, 199,

29A. Págs. 1368-1372.

[16] Epstein, Samuel, M.D. Articulo sobre la hormona BST. *The Los Angeles Times*, 20 de marzo del 1994.

[17] Cohen, Robert. *Milk: The Deadly Poison*. Englewood Cliffs, NJ: Argus Publishing, Inc., 1997. Pág. 254.

[18] *Growth Hormone Treatment and Leukemia*. PRESS RELEASE OF THE LAWSON WILKINS PEDIATRIC ENDOCRINE SOCIETY, 6 de mayo del 1988.

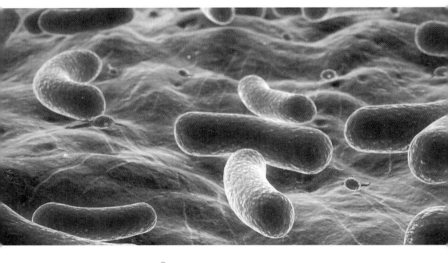

La leche contiene contaminantes frecuentes, desde pesticidas hasta drogas. Se
ha demostrado que cerca de una tercera
parte de los productos de la leche están
contaminados con pequeñas cantidades de
antibióticos.
— M. F. Holick, Ph.D.

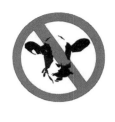

10

Los 'otros' peligros de la leche

E ran las 12:15 p.m. Sentado en una de las mesas de la cafetería de uno de los supermercados más grandes de la ciudad de Santo Domingo, luchaba tratando de sobreponerme mentalemnte a los calurosos primeros días del mes de febrero. Como todavía no estaba tan hambriento continué revisando parte del material que compondría el tercer capítulo de este libro. A los pocos minutos decidí variar de ambiente mental, a modo de descanso, por lo que me animé a salir para comprar la revista Selecciones del *Reader's Digest* correspondiente al próximo mes de marzo del año 1998.

Comencé a hojear la revista, cediendo instintivamente a la tentación de seleccionar el primer artículo que me dispondría a leer. De repente, mis ojos se posaron sobre un artículo cuyo título, algo sugestivo, me pareció atractivo a primera vista: "Alumbra mis tinieblas."

Cuando terminé de leerlo tenía la sensación de haber vivido yo mismo la experiencia allí narrada. El autor había estado encerrado por tres años en una celda oscura, pequeña y maloliente en Beirut, el Líbano. Durante esos años de prisión no vio, por así decir, la luz del sol ni pudo ejercitarse como solía hacerlo antes de su encarcelamiento. La esperanza de que algún día saldría en libertad era lo único que lo mantenía con ganas de vivir.

¡Tres años! ¡1.095 días! Trate Ud. de imaginar por un momento la ansiedad, el estrés, el aburrimiento y las depresiones que tal confinamiento involuntario le creó a nuestro amigo de Beirut ¿Cuántos de nosotros hemos pasado tan siquiera un día aislados y privados de libertad, y de los disfrutes de la luz solar? Pero, ¿sabía Ud. que más del 50% del ganado lechero pasa todo su tiempo de vida "productiva" encerrado en establos, sin ejercitarse y, a veces, sin moverse por días enteros? Antes del *boom* de las megafactorías, el ganado pastaba libremente en el campo, y era ordeñado a razón de una vez por día.

¡Hoy día las cosas son muy diferentes...! La demanda de productos lácteos ha ido creciendo juntamente con el costo de producción de las granjas lecheras. A fin de disminuir esos costos, era necesario hacer un recorte substancial en la mano de obra, lo cual finalmente sucedió para dar paso a una tecnología automatizada muy avanzada. Con ella, la labor del obrero se redujo a la limpieza de las ubres de las vacas en preparación para la instalación de los equipos de ordeño.

Sujetadas al cuello con una gruesa cadena, las vacas realizan todas sus necesidades en el mismo lugar donde son obligadas a "trabajar": ellas comen, beben, defecan y orinan mientras se las ordeña. Antes se las ordeñaba una vez por día, pero con las facilidades brindadas por las nuevas maquinarias el ordeño de las vacas se ha convertido en una actividad rutinaria de tres veces por día. Esto exige, naturalmente, una mayor atención a la dieta de la vaca. Esta dieta generalmente consiste de una buena cantidad de pienso mezclado con granos y cereales tratados, en su mayoría, con ingeniería genética—como la soja y el maíz—, aparte de los desperdicios de carnes de los mataderos; y por si acaso se escapa algo en lo que quizás no se ha pensado lo suficiente, se cierra el menú con una sustancial dosis de excremento de cerdos para asegurar que la vaca reciba suficiente úrea.

Todo esto, querido lector, impone una carga tóxica y morbosa a los organismos de estos pobres animales que los predispone a un sinnúmero de enfermedades infecciosas e infecto-contagiosas. Estas enfermedades acceden frecuentemente a los humanos que consumen los productos que se derivan de estos animales contaminados.

Enfermedades como la *brucelosis*, la *salmonelosis*, la *leptospirosis* y la *paratuberculosis* han sido muy atacadas por las instituciones y organismos encargados de la regulación sanitaria y veterinaria del país modelo—los EE.UU. En el año 1987, los EE.UU. se auto congratularon por haber erradicado la brucelosis de su territorio en apenas siete años. Y, a decir verdad, así fue. Pero hay un cabo que siempre queda suelto...

Estas enfermedades no surgieron como consecuencia de un descuido en la terapia antibiótica, sino por el estilo de vida tan antinatural al que habían sido sometidas las vacas lecheras. Así que, independientemente de las medidas adoptadas por los gobiernos con la colaboración de los rancheros, el flagelo de las enfermedades infecto-contagiosas no desaparecería tan fácilmente como se idealizó.

En los últimos 10 años hemos podido observar en el ganado vacuno brotes "inusuales" de enfermedades que se creían perfectamente controladas o totalmente erradicadas en países desarrollados como Inglaterra, Alemania, Suiza, Dinamarca, Canadá, Australia y los EE.UU. Además, nuevas enfermedades que antes ni se sabía que existían—como la EEB—, han estado apareciendo en los titulares de revistas tan reconocidas como *Times*, *Townsend Letter for Doctors*, *Nature*, *The Lancet* y *JAMA*, en esta última década.

Salmonelosis

Según un estudio realizado por científicos del USDA, la *salmonelosis* ha reaparecido otra vez en proporciones alarmantes entre el ganado vacuno a causa del confinamiento y manejo intensivo asociados a las granjas. La práctica de reciclar desperdicios de pollos y excrementos de cerdos para reforzar la dieta de las vacas, promueve las condiciones para el desarrollo de la salmonelosis.

En la leche, la salmonela puede sobrevivir a los procesos de pasteurización y esterilización. De paso, para poder aniquilar a este microbio se requiere una temperatura nunca menor de 350°C, durante 30 minutos consecutivos de cocción. Pero la temperatura más alta a que es sometida la leche, durante el proceso de esterilización, es de 115°C.[1] En muchos casos, por suerte, la salmonela logra ser inactivada—sólo inactivada—durante la esterilización. ¡Pero ello no quiere decir que ha perdido del todo su poder de causar daño! ¡Ojo!

Accidentes por salmonelosis ocurren de cuando en cuando, cobrando a veces la vida de decenas y hasta de cientos de personas de un solo golpe. Esta enfermedad se caracteriza por episodios de diarrea, escalofríos, fiebre, dolor abdominal y, en algunos casos, hasta la postración y la muerte. Cuando se ha adquirido por la ingesta de leche, ha sido mayormente a través de las versiones en polvo y descremada de la misma.

Estreptococos

Este es otro microorganismo que aparece en la leche de vaca, y que también sobrevive a la pasteurización. Los *estreptococos* han sido considerados los principales responsables del abuso de medicación con *penicilina*, a la que las vacas lecheras son especialmente sometidas.

En la leche aparecen dos tipos de *estreptococos*—el *S. bovis* y el *S. aureus*—los cuales han sido incriminados por su participación activa en la génesis de la artritis reumatoidea, la endocarditis y la amigdalitis en los niños.[2]

Los *estreptococos* son muy difíciles de tratar, y a menudo rompen el delgado hilo de la vida de sus víctimas.

Paratuberculosis bovina

Esta enfermedad ha estado sobre la mesa de discusión de diversos organismos internacionales de salud por varios años, debido al aumento de su incidencia en el ganado vacuno y a su alta transmisibilidad a los humanos.

Esta es causada por la bacteria *Mycobacterium paratuberculosis*, y ha alarmado enormemente a científicos gastroenterólogos tras ser detectada en casi un 90% de los tejidos de intestinos extirpados a pacientes que padecían del síndrome de Crohn.[3] Este síndrome puede afectar cualquier parte del tracto digestivo, pero su incidencia es mayor en el intestino delgado, en donde causa inflamación, úlceras profundas y desgarramiento de las paredes del mismo. Quienes lo padecen presentan síntomas de cansancio, diarrea constante y pérdida de peso. ¡No se conoce cura alguna para este síndrome, salvo la cirugía!

Hoard's Dairymen es una revista semanal que circula

especialmente entre los productores de leche de los Estados Unidos, con más de 200.000 subscriptores a la fecha de hoy. En lo que va de año han aparecido en ella más de 12 artículos en los que se externa la preocupación general de algunos reputados científicos del Departamento de Agricultura (USDA) de ese país, porque el *M. paratuberculosis* parece imposible de erradicar de la leche de vaca. En el número más reciente de dicha revista se publicó la noticia de que la bacteria que tanto terror ha sembrado entre los productores de leche puede ser finalmente erradicada a través del método UHT de pasteurización/esterilización. Dicha noticia ha causado gran regocijo entre los productores de leche. Pero la Dra. Judith Stabel, Ph.D, quien condujera un interesante estudio para el USDA al objeto de determinar la supuesta efectividad de semejante método de protección de la leche contra el *M. paratuberculosis*, concluyó aclarando, en el mismo estudio, que "hasta la fecha no se sabe con certeza si dicho método [UHT] es realmente efectivo para matar esta bacteria en las leches crudas contaminadas."[4]

El *Mycrobacterium paratuberculosis* está presente en la leche de vaca y sobrevive también a los métodos regulares de pasteurización. Según el estudio de la Dra. Stable, esta bacteria no logra ser desactivada totalmente, ni siquiera "después de 15 minutos de incubación [pasteurización] a 72 grados centígrados."[5] ¡¿Quince minutos?! ¡Pero si el tiempo recomendado para una pasteurización supuestamente efectiva es 15 segundos a una temperatura idéntica a la anteriormente mencionada!

No hay dudas de que el *M. paratuberculosis* sigue siendo una causa de terror por demás justificada para aquellas personas con un sistema inmunológico deficiente, expuestas a contraer el síndrome de Crohn al consumir la leche de vaca.

La conexión 'virus-cáncer'

En su libro *Animal Connection* (La conexión animal), la Dra. Agatha Thrash—reconocida patóloga de Alabama y experta en el tema—nos informa que hasta la fecha "se han aislado unos 85 virus productores de cáncer. Casi el 40% de ellos proviene de animales y de los productos derivados de estos." Hace ya más de 40 años la ciencia descubrió que los animales eran portadores de virus responsables de una hueste de enfermedades infecto-contagiosas y degenerativas muy dañinas para los humanos.

Note la siguiente declaración de la Dra. Agatha Thrash, co-fundadora de *Uchee Pines Lifestyle Center*, en Alabama:

"Los virus inductores de cáncer transforman una célula normal en cancerosa. Ello es posible a través de un engañoso y sutil mecanismo del virus el cual le permite disolver el material que recubre sus propias proteínas sobre la membrana de nuestras células, estableciendo así un puente hacia su interior. Una vez hecho el contacto, el virus deposita en el interior de las células las partículas que contienen sus genes (a este proceso se le conoce como VIROPEXIS*). Ya dentro de las células, estas partículas se comportan como un material genético independiente, usando los propios mecanismos celulares para reproducirse a su antojo."*[6]

Lo interesante es que estos virus no pueden dañar nuestras células a menos que la carga eléctrica que circunda la membrana celular disminuya su potencial, con lo que el núcleo quedaría expuesto. La electricidad de las membranas se mide en milivoltios. Una célula con un milivoltaje de -15 ó -20 es un blanco fácil para los virus productores de cáncer. Y ya es un hecho comprobado que cuando nuestros organismos son expuestos a la acción desoxigenante de las grasas de origen animal, o a la aceleración metabólica estimulada por las proteínas provenientes de la misma fuente, nuestras células cambian su milivoltaje de -90—el obligatorio para mantener su salud—a -20. ¡Eso es provocar al cáncer innecesariamente!

Durante el período de lactancia los riesgos de desarrollar cáncer aumentan considerablemente en las vacas. Y su leche es un medio excelente para comunicar a nuestros tejidos las irregularidades funcionales que ocurren en sus tejidos cancerosos.

El que una vaca viva sin presentar síntoma alguno que indique la presencia de cáncer en su organismo, no ofrece seguridad en ningún sentido. Y especialmente si hablamos de vacas lecheras, puesto que al no poder ser sacrificadas hasta concluido su ciclo de productividad, resulta imposible detectarles cualquier tumor. Y es sólo mediante el sacrificio de la misma como usualmente se detecta el cáncer en las reses.

Otros tipos de exámenes son posibles, como los empleados en seres humanos, pero su costo se duplica al aplicarse a animales; y sobre todo, debe tomarse en cuenta el gasto que tales exámenes le significaría a una empresa cuyas reses se cuenten por cientos. Si las empresas adoptaran medidas responsables en este sentido, muchas vidas podrían ser salvadas. Pero se piensa más en cómo esas medidas se reflejarían en los costos de los productos de origen animal, afectando a su vez los precios del mercado así como las posibilidades del consumidor de acceder a dichos productos.

Es muy frecuente, por ejemplo, encontrar vacas infectadas por *linfosarcoma* (cáncer linfático) y *leucemia* ¡Que no le quepa ni la menor duda!

VIB y VIH

Un virus que causa inmunodeficiencia ha sido observado en el ganado de los EE.UU. y de otros países de Sudamérica (en Argentina y Bolivia, particularmente). La estructura de este virus propio del ganado vacuno es casi idéntica a la del virus de inmunodeficiencia humana. Por lo pronto, existe una muy grande posibilidad de que las proteínas 'crudas' del mismo provoquen una seropositividad de VIH en los humanos.[7]

Este virus está muy propagado entre el ganado vacuno de los EE.UU., y el USDA hasta este momento se ha negado a inspeccionar las carnes y leches de estos animales para rastrear la posible presencia de VIB (virus de inmunodeficiencia bovina). Un reporte que apareció en el *Canadian Journal of Veterinary Research* (Periódico Canadiense de Investigación Veterinaria)—octubre de 1992—, reveló la detección de anticuerpos de las proteínas del VIB en la sangre de un grupo de ganaderos propietarios de ganado vacuno infectado con la enfermedad. Resultados similares fueron obtenidos en estudios realizados en Rusia.

Así como todavía no se conoce una cura para el VIH en los humanos, tampoco se ha encontrado una cura para las vacas infectadas con VIB. Es cierto que pocas veces ha sucedido que la enfermedad llegue a grados avanzados en las vacas afectadas, pero ello se debe a que estos animales son destinados a una vida media relativamente muy corta como para que haya un desarrollo palpable del VIB. No obstante, el virus esta allí, esperando ser recibido por un benévolo huésped que le conceda entrada a su organismo, ora a través de la leche, ora a través de la carne de vacas infectadas. ¡Ud. podría ser ese huésped! ¡No lo dude!

¿Alimentos 'intoxicados' en las granjas lecheras?

Cada año llegan más y más reportes a las oficinas del USDA y el FDA sobre casos de animales de granjas que mueren súbitamente o por causa de alguna enfermedad degenerativa. El cáncer asedia también a estas "biomáquinas", y puede constatarse a través de las noticias que nos llegan a través de los medios de comunicación advirtiéndonos contra los casos cada vez más frecuentes de infecciones virales masivas en cerdos, pollos y el ganado vacuno.

Pocas personas no se han enterado de lo sucedido recientemente en Japón con respecto al brote aterrorizador de la "gripe del pollo," causada por un virus de la influenza tipo A. La situación fue tal que el gobierno japonés tuvo que adoptar la medida de sacrificar 20 millones de pollos en una de las poblaciones más cercanas a Chugoku. Este brote ha servido para llamar la atención del mundo hacia una inminente realidad: ¡hay más que temer de las enfermedades que pueden ser transmitidas por los animales que las de cualquier otra clase!

Un vistazo a lo que come la vaca nos permitiría entender cuán reales son los riesgos que corremos al consumir los productos derivados de ella. Y no me refiero a los alimentos que componen su dieta regularmente, sino a ciertos ingredientes que suelen estar presentes en dichos alimentos y que han llegado allí a través del contacto con las maquinarias usadas para su procesamiento. En efecto, la excesiva mecanización de las granjas ha provocado que sustancias carcinogénicas (productoras de cáncer) como los *bifeniles polibromados* (PBB, por sus siglas en inglés) estén presentes en la alimentación de la vaca. ¿Qué son los PBB? Son sustancias químicas que intervienen en el funcionamiento de las maquinarias procesadoras de los alimentos que consume la vaca. Pero, ¿corren algún riesgo los seres humanos? ¡Veamos!

En el verano del año 1976 se realizó un estudio con un considerable grupo de madres lactantes del estado de Míchigan, en los EE.UU.: en el 96% de ellas se detectó la presencia de PBB en sus leches. ¿De donde obtuvieron PBB esas madres? Pues de la leche de vaca que ingerían.[8]

La contaminación de alimentos como el maíz a causa del uso de pesticidas ilegales, es otra amenaza a que está expuesto el ganado vacuno. En el año 1988, por ejemplo, aparecieron residuos de *clorodano* en varios contenedores industrials de leche en Maryland. El *clorodano* es un pesticida organoclorado muy temido por la Agencia de Protección Ambiental (EPA, por sus siglas en inglés) de los EE.UU., debido a su alta carcinogenicidad. Por esta razón su uso ha sido legalmente prohibido para cualquier fin por este organismo velador. En este caso particular, el USDA procesó legalmente a los responsables de este hecho inescrupuloso, ya que no fue precisamente un accidente.[9]

Un estudio realizado por el *Government Accounting Office* (la Oficina de Contabilidad del Gobierno) de los EE.UU., reveló que de los 143 medicamentos y pesticidas que confirmadamente dejan residuos en los huevos, en las carnes y en las leches, 42 han demostrado ser causantes de cáncer, 20 suelen causar defectos de nacimiento y 6 son responsables de provocar mutaciones genéticas.[10]

Como si eso fuera poco, alimentos que una vez fueran considerados inocuos y verdaderamente saludables para el ganado vacuno—como en el caso particular de la soja y el maíz—, hoy día se han tornado en armas destructivas poderosas que forman parte del complicado arsenal de la ingeniería genética.

El grano de soja que llega a los comederos de los establos, pertenece actualmente a esa rara "sub-especie" de alimentos conocidos como *transgénicos*. Estos alimentos tienen como característica principal el haber sido genéticamente cruzados con material genético de insectos o bacterias. La supuesta finalidad de este atrevimiento impío de la ciencia moderna es crear súper-alimentos que sean prácticamente invulnerables a los cambios climáticos y a las plagas que los amenazan, y que al mismo tiempo puedan ser cultivados en un tiempo récord en comparación con sus homólogos normales.

Pero la naturaleza no admite corrección, por lo que no muy lejos de ahora seremos testigos experimentales de las inexorables consecuencias de semejante adulteración de las leyes de la biología y la genética. Tanto el ganado como las personas que consumen estos alimentos transgénicos están expuestos a peligros de los que nada sospechan. Las sustancias que provienen de estos alimentos son definitivamente ajenas al diseño bioquímico de nuestros organismos. ¡Algo sucederá! Es asunto de tiempo…

Exposición letal a los insecticidas

Obviamente, las moscas, las garrapatas, las cucarachas, los roedores y otras criaturas tienden a crecer más rápidamente en las factorías de animales debido a la abundancia de alimentos y de desechos que se acumulan allí, más que en cualquier otro lugar. Y en vista de que ellos generan enfermedades, son, por definición, "pestes" que deben ser eliminadas.

En el ganado se usan *insecticidas organofosfatados* en forma asperjada, o como aditivo en los alimentos. Algunos operadores de ganado rocían a sus vacas con *Vapona*, un insecticida cuyo ingrediente químico principal es el diclorvos—un organofostato altamente tóxico para el sistema nervioso. Para controlar las moscas se les añaden larvicidas a los alimentos de las vacas: uno muy usado es *Rabon*.[11]

En definitiva, en una factoría mediana pueden encontrarse de 8 a 12 clases diferentes de pesticidas. Cuando las leches de estas vacas son sometidas a pruebas en el laboratorio, es del todo normal encontrar en ellas residuos de estos pesticidas y de otras sustancias muy nocivas para la salud.

No se requiere tener un gran conocimiento de medicina veterinaria para concluir que esta ominosa carga de sustancias tóxicas representa un verdadero atentado biológico para el sistema inmunológico de las vacas. Lo que es más, esta situación prepara el terreno de sus organismos para la proliferación de enfermedades virales y bacterianas más o menos complejas. Esto nos obliga a contemplar con justificado recelo otro aspecto de la seguridad de los productos derivados del ganado lechero—particularmente en la leche—, tan sombrío y siniestro como el de los carcinógenos: ¡Los antibióticos!

Los antibióticos y otros medicamentos

Conocidísimos son los daños que los antibióticos causan

a la salud: destruyen los glóbulos rojos y debilitan grandemente al sistema inmunológico. En principio, los antibióticos están supuestos a atacar a aquellos gérmenes o microbios que atentan contra la salud del organismo; pero fiel al significado de su nombre—antibiótico (anti-vida)—, éstos no sólo destruyen a los microorganismos patógenos, sino también a células importantes para la vida del sistema.

Por otro lado, en nuestro cuerpo habitan bacterias que desempeñan papeles de trascendental importancia en el orden biológico, y que son, en consecuencia, destruidas por los antibióticos. Me refiero especialmente a las *colibacterias*—bacterias que habitan de forma natural la flora microbiana del colon—, responsables de la producción de un sinnúmero de nutrientes por demás esenciales para la conservación de la salud y para la degradación de sustancias que de otro modo preservarían su formato de toxina. Y la mayoría de nosotros seguramente ha escuchado alguna vez cómo las toxinas afectan la fisiología de los órganos con los cuales entran en contacto.

La principal arma utilizada para combatir las enfermedades en las granjas lecheras son los antibióticos. Ellos matan las bacterias que a menudo causan enfermedades en el ganado. Aproximadamente el 90% del ganado lechero recibe antibióticos a través de sus alimentos. De los treinta millones de libras de antibióticos que anualmente se producen en los EE.UU., casi el 50% es destinado para ser usado en las granjas de crianza de animales. La *penicilina* y la *tetraciclina* son los más comúnmente empleados.

El uso de los antibióticos en el ganado lechero se ha disparado enormemente en esta última década casi a escala mundial. Muchos biólogos y veterinarios creen que semejante alza es consecuencia directa del tratamiento a base de hormonas que se les administra a las vacas, como en el caso de la rBGH. (Para más detalles sobre la rBGH, léase el capítulo anterior si no lo ha hecho ya).

El mero hecho de incrementar las dosis de antibióticos es en sí mismo una seria amenaza a la salud, ya que, de acuerdo con un estudio conducido en agosto del 1992 por el *Government Accounting Office* (la Oficina de Contabilidad del Gobierno) de los EE.UU., la mayoría de los antibióticos que se fabrican en ese país no están aprobados para ser usados en el ganado lechero de dicha nación. No obstante, la mayoría de los antibióticos cuyo uso se ha prohibido en los EE.UU. se emplean con asombrosa libertad en los países latinos.

Le hago la siguiente pregunta: ¿de dónde cree Ud. que provienen el 95% de los antibióticos para uso veterinario que llegan a los mercados de Latinoamérica? Por si no lo sabía, los EE.UU. son nuestros principales proveedores de medicamentos y agroquímicos. ¡No lo olvide!

Los inspectores que son responsables de someter a pruebas cualitativas la leche de vaca para verificar sus niveles de antibióticos, están llamados a ejercitar su buen juicio y sentido de honradez para prevenirnos de cualquier riesgo de enfermedad. Pero es lamentable tener que admitir que la mayoría aceptan el soborno de las compañías lecheras, y ello sucede en casi cada rincón del planeta.

Lo que el FDA llama "niveles seguros" de residuos de antibióticos en la leche no lo son, ya que ellos promueven el aumento de la población de bacterias resistentes a estos medicamentos en el tracto digestivo de quienes la consumen. Así que si Ud. es un bebedor empedernido de leche de vaca y por alguna razón desarrolla *salmone-*

losis, que es una infección agresiva, es poco probable que los antibióticos afecten a las salmonelas, especialmente si Ud. ha sido recipiente de una terapia antibiótica agresiva previamente.

En vista de que el FDA ha reforzado su vigilancia sobre el uso de antibióticos en el ganado lechero, los ganaderos han decidido usarlos en dosis "sub-terapéuticas" para que no se reflejen en las pruebas de laboratorio a que es sometida la leche por los organismos estatales de salud. Eso ha traído como consecuencia un uso más liberal y regular de los antibióticos. En las vacas éstos son empleados para el tratamiento de la mastitis, la salmonelosis, la listerosis, la leptospirosis, etc.

En adición, los ganaderos utilizan además una extensa gama de medicamentos contra una amplia variedad de enfermedades:

Sulfonamidas: incluye Sulfathiazole, Sulfamethozina, Sulfanitram, Sulfadimethoxine y Sulfaquinoxaline. La Sulfametazina, o SMZ, es usada contra la mastitis en las vacas.

Benzimidazoles: incluye Albendazole, Ferbendazole, y Thiabendazole, y son usados para el control de parásitos en el ganado.

Muchos de los antibióticos y medicamentos usados en las vacas son carcinógenos ampliamente contraindicados por el FDA de los EE.UU., pero son usados liberalmente y con bastante frecuencia en nuestros países.

Mutaciones bacterianas

Nuevas pruebas genéticas realizadas en bacterias del

intestino humano, así como en las de los cerdos y los pollos, han demostrado que la resistencia a un antibiótico en particular ha sido pasada de los animales a los humanos.

Los nuevos estudios sobre este preocupante fenómeno fueron conducidos por el Dr. Henrik Wegener del *Danish Veterinary Laboratory*. Los mismos sugieren que una bacteria de la familia de los *enterococos* desarrolló resistencia hacia el reconocido antibiótico *Vancomycin* cuando se usó en personas que habían estado ingiriendo productos derivados del ganado vacuno tratado con esta droga. Otro tanto sucedió cuando las pruebas se realizaron con la bacteria *estreptococo aureus*, bajo circunstancias similares.[12]

A consecuencia de este hecho que alarmó enormemente a la comunidad médica en el año 1986, fue necesario sustituir a *Vancomicyn* por otro antibiótico nuevo en el mercado—*Synercid*—para los humanos. Estas bacterias mutadas son mucho más poderosas que sus progenitoras normales, y constituyen una seria amenaza para las defensas de los organismos que las albergan.

Hormonas de la vaca

Las hormonas sintéticas utilizadas en las vacas lecheras, no son las únicas que encierran algún peligro para los humanos. La vaca produce naturalmente hormonas que pasan a la leche y, por ende, a sus consumidores, afectando la estabilidad de su sistema hormonal. Las hormonas de las vacas están genéticamente programadas para trabajar en un organismo con una actividad metabólica 4-5 veces mayor que la de los humanos, lo que implica un promedio de vida inferior. Y ya vimos que estas hormonas no son digeridas o desactivadas por el proceso de la digestión en el hombre.

Muchos pacientes con hipotiroidismo, o afectados por deficiencia de estrógenos, tienen como común denominador una ingesta abundante de leche de vaca. Personalmente conozco varios casos de hombres con problemas de próstata asociados con una anormal elevación de sus niveles de *testosterona* en sangre, y en quienes el consumo de lácteos es muy pronunciado. Si las hormonas de la vaca no pasan al ser humano, ¿cómo es esto posible?

Existen estudios que han demostrado la innegable relación que existe entre la prostatitis y los altos niveles de *testosterona* en los organismos de muchos hombres de Occidente. Y la mayoría de los sometidos a estudios han confesado ser bebedores consuetudinarios de leche de vaca.[13]

Resumiendo: cuanto pueda decirse sobre las hormonas presentes en la leche de vaca y los graves inconvenientes que estas representan para la salud del consumidor, nunca podría ser considerado una exageración. Uno tan sólo tiene que echarle un vistazo a la lista de hormonas—además de otras sustancias indeseables—, que tanto los bioquímicos nutricionales como los veterinarios coinciden que están presentes en la leche; y el resto es asunto de un poco de imaginación mezclada con algo de deseo de no dejarse matar...

Cada sorbo de leche les provee a Ud. y a sus hijos de una hueste de sustancias nada provechosas y que comprometen su bioquímica personal y salud en grande escala:

• *Hormonas de la pituitaria* (PRL, GH, TSH, FSH, LH, ACTH, oxitocina.)

• *Hormonas del hipotálamo* (TRH, LHRH, somaatostatina, factor inhibidor PRL, factor liberador, GnRH, GRH).

• *Hormonas de la tiroides y la paratiroides* (T3, T4, rT3, calcitonina, parathormona, el péptido PTH).

• *Péptidos gastrointestinales* (péptido intestinal vasoactivo, bombesina, colecistoquinina, gastrina, péptido inhibidor de la gastrina, péptido pancreático, péptido Q, sustancia PY neurotensina).

• *Factores de crecimiento* (IGF) I y II, proteínas enlazantes del IGF, factor de crecimiento nervioso, factor de crecimiento epidérmico y alfa TGF, beta TGF. Inhibidores del crecimiento epidérmico y alfa TGF, beta TGF, inhibidores de crecimiento MDGI y MAF (un factor de crecimiento derivado de las plaquetas).

• *Otros....* (PGE, alfa PGF2, cAMP, cGMP, péptido delta—inductor del sueño, transferrina, lactoferrina, casomorfina y eritropoyetina).

En términos llanos: hormonas de crecimiento, colesterol, proteínas alergenas, sangre, pus, antibióticos, bacterias, virus ...y más. Lógicamente, todas estas sustancias—exceptuando algunas proteínas y los virus—vienen inmersas en la grasa de la leche.

La lista de sustancias químicas presentes en la leche de vaca, o utilizadas en las vacas lecheras, es tan inmensa que no hemos podido presentar sino unas cuantas. Ya tratamos también sobre el uso de la rBGH en el capítulo anterior, pero además de ella los ganaderos usan otras sustancias como los *beta-bloqueadores*, los reguladores del sistema inmunológico y otros productos de la biotecnología, como los anteriormente nombrados, que no son más que poderosas herramientas utilizadas para hacer que las vacas produzcan más leche en un tiempo más corto.

¿Asombrado, lector? Pues quiero decirle que ninguna de estas sustancias está allí sólo por estar. Ellas tienen una labor que realizar, y la harán independientemente de cuánto nos guste o nos deje de gustar la idea.

Referencias bibliográficas

[1] "Termal Resistance of salmonellae in Egg Yolk Products Containing sugar or salt." *Poultry Science* 48:1156'1166, julio del 1969.

[2] "A Strep That Can't Be Trusted." *Emergency Medicine*, 15 de mayo del 1979, págs. 34-40.

[3] Greenstain, R., et al. Al. "On the Etiology of Crohn Disease." *Veterans Affairs Medical Center, NY*. Publicado en septiembre del 1996.

[4] Stabel, Judith R., Edward Steadham and Carole A. Bolin. "Heat Inactivation of Mycobacterium Paratuberculosis in Raw Milk: Are current Pasteurization Conditions Effective?." *Journal of Applied and Enviromental Microbiology*, diciembre de 1997.

[5] ibid.

[6] Thrash, Agatha, M.D. *Animal Connection*. Seale, AL: New Lifestyle Books, 1983. Págs. 24, 26.

[7] Cohen, Robert. *Milk: the Deadly Poison*. Englewood Cliffs, NJ: Argus Publishing, Inc., 1997. Pág. 225.

[8] "Mason, J., Peter Singer. *Animal Factories: Revised and Updated*. New York, NY: Harmony Books, 1990. Pág. 70

[9] "Chlordane Residues in Broilers." *FDA Veterinarian*, marzo/abril del 1989. Pág. 12.

[10] Comptroller general of the United States, *Problems in preventing the marketing of raw Meat and Poultry Containing Potentially harmful residues* (Washington, D.C.: General Accounting Office, abril 17, 1979), p.i.

[11] Mason, J., Peter Singer. *Animal Factories: Revised and Updated*. New York, Ny: Harmony Books, 1990. Pág. 66.

[12] Hawkes, Nigel. "Resistant bug linked to animal feed drug." *Associated Press Financial*, 19 de marzo del 1988.

[13] "Diet, prostate cancer linked: Less meat, dairy may lower risk." *The ABC News*, Washington, 4 de noviembre del 1998. Reuters.

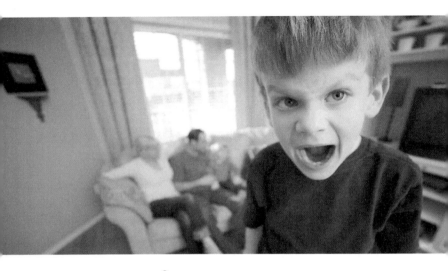

Las alergias a los alimentos pueden causar una amplia gama de problemas, incluyendo urticaria, trastornos digestivos, erupciones cutáneas o, en casos más severos, dificultad para respirar o anafilaxia. Pero este tipo de alergia también puede manifestarse como irritabilidad, rabietas, agresión, autodestrucción u otro trastorno emocional.
— Dr. H. Morrow Brown

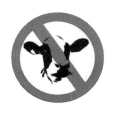

11

Niños perturbados

Mi infancia no fue tan dichosa que digamos. Tuve la vida típica de aquellos niños a quienes sus pediatras denominan "hiperactivos," y que los psicólogos de sus escuelas etiquetan de "perturbados." Era incontrolable en la escuela y en el hogar, y a menudo me sentía deprimido y sin energía. Para poder concentrarme en las clases tenía que hacer un esfuerzo casi sobre humano, el cual no siempre era coronado con el éxito. Y recuerdo que sentía una necesidad más allá de lo normal de mantenerme en continua actividad física...

Para cuando alcancé los ocho años de edad ya era un verdadero "niño problema." Y así hubiese continuado de no haber mediado algunas circunstancias que me llevaron lejos de mi casa materna a una edad tan tierna como los 10 años y que, según logro entender hoy, afectaron favorablemente mi estilo de vida—y con ello mis hábitos alimenticios.

Más tarde, mientras estudiaba medicina, pero especialmente cuando me tocó ir a Colombia a recibir entrenamiento especial como médico misionero, descubrí cuán estrechamente se relaciona la alimentación con los sistemas neurológico y endocrino de nuestro cuerpo. Esta relación definitivamente afecta la bioquímica del cerebro y, por consiguiente, la conducta de la persona.

Mi alimentación como infante fue bastante estimulante. Diariamente consumía una dosis excesiva de proteína animal en forma de salami, huevos, quesos, mantequilla, etc. Incluso a los cuatro años de edad ingería hasta seis biberones de leche por día. Y cada vez que examino la historia de mis achaques y afecciones infantiles, más me convenzo de que fui otra de las tantas víctimas de los efectos indeseables de la leche de vaca.

La leche, las alergias cerebrales y los trastornos conductuales

Hay que admitir que, además de la alimentación, existen factores psicológicos que precipitan los síntomas característicos de los trastornos conductuales en el caso de muchos niños. También cabe señalar que la leche no es el único alimento capaz de causar reacciones alérgicas que alteran la conducta y personalidad del niño. No obstante, hay que reconocer que la leche es "la reina" de los alimentos alergenos; y, más aún, es la responsable de abrir las compuertas hacia otros síndromes alérgicos que privan a tantos niños de una vida normal.

Las proteínas y otras sustancias presentes en la leche de vaca quebrantan las barreras protectoras naturales del intestino de los niños, afectando así su permeabilidad selectiva. A esto le sigue un ingreso irrefrenable de sustancias 'extrañas' al organismo, que despiertan reacciones agresivas en su sistema inmunológico. Muchas de esas sustancias atraviesan la barrera sanguínea del cerebro y afectan aquellas áreas que regulan la conducta.

En mi práctica médica naturopática me he tropezado—más a menudo de lo que hubiese anticipado—con madres angustiadas por "las continuas rabietas de Carlitos," o por la "excesiva indisciplina de Juan Alfredo." Sus maestros se han encargado de notificar a esas madres, en repetidas ocasiones, sobre la falta de atención de sus niños. La visita al psicólogo se presentaba como la salida más conveniente a tan embarazosa situación. A pesar de sus esfuerzos, el problema continuaba agudizándose según pasaban los meses o años.

Estas madres dedicadas, preocupadas e impotentes ante los desórdenes conductuales de sus pequeñuelos, se entregan a veces a la desesperación y comienzan a culparse a sí mismas o a sus cónyuges por el infortunio de sus hijos, cuando la verdadera causa del problema la han tenido por mucho tiempo ante sus propias narices, día tras día. ¿Cómo podrían ellas sospechar que ese mítico y "benefactor" líquido blanco—la leche de vaca—fuese el cruel ladrón de la tranquilidad y normalidad de sus criaturas?

Existe un gigantesco y cada vez más creciente cuerpo de evidencias que señalan a la leche de vaca como la culpable, no sólo de las rinitis agudas y ataques de asma que aquejan a muchos niños, sino también de los desórdenes de personalidad por los que muchos de ellos atraviesan. En los niños afectados por las denominadas "alergias cerebrales," generadas especialmente por la leche de vaca, pueden observarse patrones muy variados de síntomas como los siguientes: dolores de cabeza, estrés, ansiedad, depresión, fatiga, irritabilidad, déficit de atención, mala concentración, confusión mental, insomnio, pesadillas, hiperactividad, indisciplina escolar y doméstica, etc.

La *lactina* de la leche, así como la *tiramina* del queso, ha sido previamente observada y estudiada por psiquiatras ortomoleculares que las vinculan a irritaciones cerebrales en los niños aquejados de uno o varios de los síntomas anteriormente mencionados. O sea, ambas sustancias han demostrado ser precipitadoras de "alergias cerebrales" en los niños.[1]

¿Grasas vitales para el cerebro?

Otro factor interesante que liga a los desórdenes de conducta infantil al consumo de leche de vaca, es la deficiencia de DHA (*ácido decosohexanoico*) y *ácido araquidónico* en el cerebro de estos niños. Estos ácidos grasos de cadena larga predominan en la leche materna, pero aparecen comparativamente en muy baja cantidad en la leche de vaca, y están prácticamente ausentes, con muy pocas excepciones, en las "fórmulas" de leche.[2]

Estas grasas constituyen los componentes estructurales primarios del cerebro. En los cerebros saludables, las grasas estructurales conforman el 60% de la masa cerebral. De este porcentaje, el 25% es DHA y el 15% *ácido araquidónico*.[3] Autopsias practicadas a niños fallecidos por variadas causas, mostraron que aquéllos que fueron criados a base de "fórmulas" tenían una cantidad considerablemente menor de DHA en sus cerebros que aquéllos criados con la leche de sus madres.[4]

Un gran número de estudios sugiere que un nivel bajo de DHA y *ácido araquidónico* en el cerebro puede estar asociado a problemas de inteligencia, visión y conducta en los niños. Los niños que son alimentados con fórmulas lácteas pueden presentar coeficientes de inteligencia (CI) desde 5 hasta 9 puntos más bajos que aquéllos alimentados con leche materna o con otro sustituto no animal, después de corregidos otros factores.[5]

La OMS (Organización Mundial de la Salud) en la

actualidad está llevando a cabo frecuentes encuentros con las corporaciones que lideran las industrias que fabrican fórmulas infantiles, con el objetivo de crearles conciencia acerca de la imperiosa necesidad de añadir DHA y *ácido araquidónico* a las fórmulas. Existe otra sospecha, aún no confirmada, de que la razón por la que muchos niños que toman leche de vaca presentan niveles de CI menores que los que no la toman, se debe a que su sangre revela una incomprensible disminución de los niveles de *serotonina* y *ácido gama-amino-butírico* (GABA, por sus siglas en inglés), ambos extremadamente vitales para la salud emocional e intelectual del ser humano, y especialmente en los niños.

Una ojeada al autismo

Una enfermedad en la que definitivamente se observan rasgos de conducta y de personalidad alteradas en los niños afectados por ella, es el autismo. Sus síntomas varían de un niño a otro. Mientras en algunos es normal que se presenten convulsiones y conductas agresivas —por mencionar algunos de sus síntomas—, en otros puede darse lo contrario.

De todos modos, los autistas comparten algunos factores en común: hay un disturbio profundo en el metabolismo de sus ácidos grasos y, a menudo, en su balance electrolítico; su producción de células rojas y blancas es muy irregular; y su balance mineral se presenta agudamente alterado.

El autismo ocurre en aproximadamente 15 de cada 10,000 nacimientos, y es cuatro veces más común en niños que en niñas.

En 1994, la Dra. Rose Marie Waring de la Universidad de Birmingham, Inglaterra, encontró que los niños autistas son deficientes en una enzima muy importante para la desintoxicación del organismo, llamada *fenol-sulfatransferasa-P*. Esta deficiencia implica que los niños afectados por ella no tienen la habilidad de liberarse de las toxinas que vienen con algunos alimentos.[6]

Aunque hasta la fecha actual no ha podido confirmarse que la leche de vaca participe en la génesis de esta enfermedad—a pesar de que algunos científicos nutricionistas sí lo aseguran—, existen bastantes evidencias que indican que los niños autistas que consumen leche de vaca empeoran drásticamente. En muchos de estos niños las alergias cerebrales causadas por las leches lo sumergen aún más en el misterioso vacío en el que sus mentes parecen habitar.[7]

La leche de vaca y sus derivados siempre han estado entre los cinco alimentos más alergenos de la historia de las alergias. Si su niño experimenta algunos de los síntomas que aparecen en este capítulo, es hora de ir pensando en eliminar la leche de vaca de su dieta y en ayudarle a desarrollar aptitud y apetito por aquellos alimentos más sanos y naturales.

Referencias bibliográficas

[1] Rapp, Doris J., M.D. "Does Diet Afect Hyperactivity?" *Journal of Learning Disabilities*, 6 de noviembre del 1978.

[2] "Is it true that infant formula hurts babie's brains?" *Dr. Greene's House Calls*, en la internet. http://www.drgreene.com/96051.html. 17 de mayo de 1996.

[3] *Ibid.*

[4] *Ibid.*

[5] *Ibid.*

[6] "Autism." *Alternative Medicine Online©* por Future Medicine Publishing, 1997./ *Autism, Intolerance and Allergy Network*. Fiengold Organization. http://www.feingold.org/autism.shtml.

[7] *Ibid.*

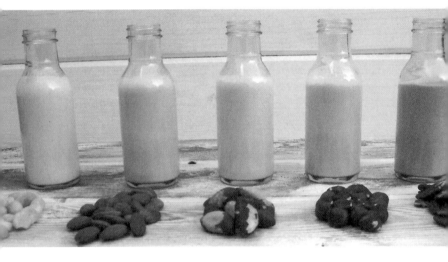

Las bebidas a base de nueces y semillas son excelentes sustitutos de la leche, no sólo por su textura y cremosidad, pero también por su superior calidad nutricional.
Su contenido en calcio y ácidos grasos esenciales hace de las leches a base de nueces un alimento de insuperable calidad.
— Dr. Miguel A. Baret Daniel, Ph.D.

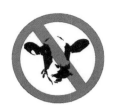

12

Las alternativas

obre los sucedáneos o sustitutos de la leche de vaca existe una gran cantidad de libros escritos. ¡Y es que el tema se presta para ello! Las alternativas deben cubrir las variadas necesidades del lector/consumidor, ya que las circunstancias que rodean a cada persona en particular pueden influir de un modo u otro en su decisión en relación al consumo de leche. Algunos se sentirán tan identificados y convencidos de las informaciones y evidencias presentadas en este libro, que no me cabe la menor duda de que uno que otro seguramente decidió tomar su último vaso de leche quizás mucho antes de llegar a este capítulo. Si ese es su caso, le felicito muy sinceramente.

Otros tal vez estén igual de convencidos, pero es posible que se sientan zarandeados por la fuerza del hábito de consumir leche, lo cual sería más que comprensible si tomamos en cuenta el poder adictivo de la misma, sintiéndose con ello necesitados de algo de tiempo para adaptarse a la idea de abandonarla por completo. Y otra categoría de lectores/consumidores, que no podemos descartar, es la de aquéllos que definitivamente son escépticos, y que sin embargo han demostrado tener el suficiente tino como para decidir ser más selectivos con la clase de leche de vaca a consumir en lo adelante.

Para todos ellos, al igual que para las futuras madres que se hayan animado a reconsiderar la lactancia materna para sus futuros retoños, presentamos aquí una serie de sugerencias y consejos prácticos que cual herramientas les ayudarán en sus respectivas decisiones con respecto del consumo de la leche de vaca.

Consejos diversos para las madres que lactan

Si Ud. es una madre lactante, o que está contemplando la posibilidad de lactar a su próximo hijo o hija, le recomiendo que considere cuidadosamente los siguientes consejos:

1. Preste atención a lo que coma

La calidad de su leche será en gran medida determinada por su dieta. De ahí que el primer y más importante paso es evitar a toda costa aquellos alimentos que puedan interferir con el comportamiento normal de sus hormonas, con el pH de su sangre y con la producción y calidad de sus células sanguíneas.

Los alimentos de origen animal deben ser especialmente vigilados: los ácidos y hormonas presentes en ellos los convierten en una verdadera amenaza para la salud de la mujer. Para metabolizar o neutralizar muchas de estas sustancias, el organismo invierte una considerable cantidad de enzimas y nutrientes necesarios para asistir a la madre antes y durante el período de lactancia. Quizás sea redundar el recordarle que el consumo de leche y sus derivados le aportarán a su organismo una buena cantidad de hormonas que eventualmente pasarán a su niño a través de su leche, si Ud. está lactando. Si no puede eliminar la leche de vaca, por lo menos disminuya su consumo a menos de la mitad de la cantidad que acostumbra tomar.

Luego tenemos los alimentos "postizos": el café, el chocolate, el alcohol, las harinas, las frituras, los alimentos refinados, etc. Estos artículos de consumo pueden afectar la producción de *prolactina* de su cerebro y a su vez disminuir los niveles de vitamina B6 en su sangre, si Ud. los ingiere con cierta regularidad. Estos venenos alteran el funcionamiento del hígado y los riñones, de cuyo buen estado depende la fabricación de hormonas en su organismo durante esos períodos tan especiales como son el embarazo y lactancia.

2. Proteja su pH sanguíneo

La sangre debe tener un pH de 7.4 para poder llevar a cabo sus procesos bioquímicos en favor de la vida del organismo. Pero de producirse un desbalance del mismo a causa de la dieta—incidido sobre todo por el consumo de alimentos malsanos como los ya mencionados—, su cuerpo, como consecuencia, sacrificará algunos minerales o electrolitos con tal de llevar al pH de vuelta a sus niveles normales. Estos minerales son importantes para la fabricación de enzimas a nivel celular, y también para brindarle soporte a las hormonas de la mujer embarazada.

Muchas mujeres que presentan anemia durante o posterior al embarazo, tienen que agradecérselo a su pH alterado. Para prevenir esta situación será conveniente:

- Disminuir o eliminar las proteínas de origen

animal;
- No combinar la leche con el azúcar o con frutas;
- No combinar los alimentos carbohidratados (tubérculos o alimentos farináceos, cereales, etc.) con los proteínicos (granos, nueces, etc.) en una misma comida;
- Comer los alimentos crudos—como las frutas y las ensaladas—primero, y los cocidos después;
- Tomar bastante agua destilada durante el día (6-8 vasos); y
- Disminuir el consumo de grasas con la dieta (no más de tres cucharadas de aceite vegetal extra virgen por día).

Para revertir el proceso de acidificación sanguínea sostenida por causa de una dieta equivocada o por el estrés, generalmente les recomiendo a mis pacientes que tomen en ayunas 1 ó 2 vasos del zumo de apio (orgánico) con zanahoria y perejil todas las mañanas. El zumo de zanahoria con manzanas es otra muy buena combinación para combatir la acidificación sanguínea. Estos zumos conviene tomarlos también a media tarde para reforzar así su efecto terapéutico en el organismo. La excepción serían los jugos o zumos de frutas cítricas, que no conviene tomarlos después de las 4:00 p.m., puesto que las enzimas y nutrientes contenidos en estas frutas contrarrestan particularmente el estatus biorrítmico o cronobiológico del organismo a esas horas.

3. Libere su organismo de toxinas

Un programa moderado de desintoxicación le permitirá a la madre que está lactando tener un mejor aprovechamiento del uso de los nutrientes en su organismo. Las toxinas que se derivan de una dieta falsa, así como de ciertas condiciones alterantes de la salud—como en los casos del estreñimiento y la obesidad—, interfieren en los complejos enzimáticos que asisten a la conversión de las grasas en sustancias depurativas y hormonales.

Pero si Ud. está embarazada, le sugiero mucha cautela y mesura al tratar de llevar a cabo un programa de desintoxicación, especialmente si no va a ser asistida por un profesional de la salud. Le sugiero consultar a su médico y, definitivamente, le desaconsejo el uso de teses de plantas que no estén cuidadosamente respaldadas por estudios científicos para fines de ser usados durante el embarazo. Por ejemplo, la cola de caballo, la tuna, el cundeamor, la malagueta, y la mayoría de las especias, son rotundamente contraindicados durante este período. Incluso el apio debiera ser cuidadosamente utilizado, sobre todo durante los tres primeros meses de embarazo, por su reconocido efecto abortivo.

Las enemas de manzanilla, después de los tres meses de gestación, en posición boca arriba, son muy beneficiosas para remover las toxinas que se acumulan en el colon descendente y en el sigmoide. Los lavados colónicos son recomendables, especialmente si sus hábitos de defecación no han sido muy regulares últimamente. Pero le aconsejo no dejarse tocar por alguien que no sea un terapeuta debidamente entrenado.

Las sopas de verduras como el perejil, el cilantro, la espinaca, la acelga y otras, ayudan a remover los residuos de úrea, colesterol, ácido pirúvico, ácido úrico y otras toxinas que se acumulan en el organismo.

4. Aumente su producción de leche de forma natural

Sobre este particular, especial atención merecen la alfalfa

y el ajonjolí, ambos muy reconocidos por su indiscutible propiedad de aumentar y mejorar la lactancia en aquellas madres con problemas de esa índole.

La alfalfa puede ser usada en forma de jugo—licuando sus hojas en agua—, en forma de germinados para acompañar las ensaladas, o en forma de tabletas. En el caso de la primera opción recomiendo tomar 2 ó 3 vasos de este jugo por día, a temperatura ambiente y endulzado con un poco de miel de abeja. Para la segunda opción asegúrese de comer un buen plato de alfalfa germinada con las ensaladas cada día. Si las consume con aceitunas negras su poder nutricional y terapéutico se acentúan considerablemente. Y sobre las tabletas, siempre recomiendo 4 con cada comida para el caso que nos ocupa.

La leche de ajonjolí es muy buena inductora de la producción de leche en la mujer. En Japón se acostumbra a darle esta leche a las mujeres de las zonas rurales con problemas de lactancia. Personalmente recomiendo a mis pacientes que lactan que ingieran hasta 4 vasos de 10 onzas de la leche de ajonjolí hecha en casa por día. Haga la prueba y permita que los resultados hablen por sí mismos.

Aunque no se le menciona mucho en relación con la lactancia, lo cierto es que la avena integral—ya sea cocida o en forma de jugo—es otro alimento con propiedades sorprendentes en cuanto a la estimulación de la producción de leche se refiere. Sin embargo, ni para este fin ni para otro alguno se recomienda consumirla después de las 3:00 p.m. Es más apropiado consumirla por las mañanas, pues en las horas vespertinas la avena tiende a acidificar el estómago, creando una sensación muy desagradable de pesadez e indigestión.

5. Evite el estrés

Cuando se está bajo estrés el organismo produce toxinas que son creadas por la degradación de las hormonas *epinefrina, norepinefrina* y *beta-endorfinas*, entre otras. Cuando la madre así estresada amamanta a su bebé, esas toxinas excitarán su sistema nervioso provocándole nerviosismo e irritabilidad.

Procure descubrir el origen del estrés y, en lo posible, trate de remover la causa. El ejercicio matutino y los baños de sol (15 min./día), son excelentes para combatir el estrés. Por otro lado, trate de aumentar el consumo de fibras y elimine el azúcar blanco de su dieta. El azúcar refinado suele afectar la manera como nuestro cuerpo procesa el *magnesio* a nivel celular. Y el *magnesio* es vital para la respiración de las células.

En vista de que el estrés aumenta la capacidad de coagulación de la sangre, sería conveniente utilizar algunos alimentos que la prevengan, como el jengibre, el ajo y el melón.

El zumo de pimientos rojos con acelgas, espinacas y perejil, es excelente contra el estrés. Tómelo dos veces al día, y supleméntese con vitaminas del complejo B (nunca más de 100 mg/día).

6. Provéale mantenimiento a sus senos

La presencia de estrógenos de mala calidad en el organismo de la mujer, es causa de que los senos se enquisten o se tornen anormalmente rígidos. Si no se hace ejercicio con regularidad, es mucho más probable que esta situación se agudice.

La suplementación con ácidos grasos esenciales

(EFA, por sus siglas en inglés) es muy importante en estos casos. El uso de la vitamina E (no más de 800 I.U./día) es muy necesario también. Pero al procurar una vitamina E, tenga en cuenta que la misma contenga el espectro total de los *tocoferoles*. Generalmente, las vitaminas E que aparecen en el mercado vienen a penas con solo uno de su gama completa: el *d-alfa-tocoferol*. Para que la vitamina E pueda rendir los beneficios deseados, debe venir acompañada de otros miembros de la familia de los *tocoferoles*, como el *bata-tocoferol* y el *gama-tocoferol*.

Aun cuando Ud. practique alguna clase de ejercicio, nunca estará de más recurrir al masaje de los senos con los dedos, con sumo cuidado y sin presionarlos demasiado. Para ello, utilice el aceite de almendras o el de aguacate, ambos muy beneficiosos para estos fines.

Acostúmbrese a usar la hidroterapia para sus senos, por lo menos tres veces por semana. Estas son las instrucciones: tome un paño bien caliente (que no le queme) y colóquelo sobre sus senos por 2-3 minutos, y luego aplique agua bien fría (casi helada) por el mismo tiempo. Puede repetir el proceso hasta cuatro veces seguidas. Esto promoverá la movilización de fluidos y sustancias hacia y a través de los senos. El flujo de la circulación se aumentará en ellos, y sus conductos se preservarán sin obstrucción.

Para niños lactantes

En repetidas ocasiones me ha tocado atender a madres que no pueden lactar y que no saben qué leche darles a sus niños. Algunas de ellas que no consumían leche de vaca, tampoco querían dárselas a sus bebés. Así que me correspondía ayudarles a solucionar el problema.

Obviamente, nada puede sustituir la leche materna. Pero algunas fórmulas han probado ser realmente inocuas en comparación con otras. A modo de precaución, le recomiendo evitar aquellas fórmulas que contengan *Nutrasweet* o *aspartame*. Estas sustancias, que son una y la misma cosa, comportan un efecto muy tóxico sobre el sistema nervioso de los niños. Son consideradas neuroexcitatorias y neurotóxicas. Evite también las fórmulas con sabores de frutas o chocolate, ya que estos sabores en realidad no provienen de las frutas con que se las promueve. ¡Son totalmente artificiales!

Al elegir una fórmula para su bebé, fíjese bien que la etiqueta incluya DHA y *arachidonic acid* (*ácido araquidónico*) en su lista de ingredientes. (En el capítulo anterior ya tratamos sobre los beneficios de éstos ácidos grasos). Hay algunas fórmulas muy buenas en el mercado: las hay a base de soja, papas, banana y arroz. Cualquiera de ellas puede satisfacer las necesidades de su bebé.

Procure no continuar el uso de estas fórmulas en su bebé más allá de los dos años de edad. Después de esa edad, lo aconsejable es integrarlos a una dieta lo más natural posible, bien balanceada y que incluya las nueces y las almendras con cierta liberalidad.

Para jóvenes y adultos

Increíble como pueda parecer, los adultos son más exigentes con respecto de las alternativas que los mismos niños. Puede decirse que en los adultos las alternativas juegan un papel más bien psicológico. En realidad, todo cuanto se procura obtener con el consumo de la leche de vaca aparece abundantemente en los alimentos naturales. Además de los problemas de salud con los que hemos visto vinculada la leche de vaca, ésta no tiene nada más que aportar al ser humano.

Pero la mente, y el poder que los hábitos ejercen sobre ella, complica en extenso grado el proceso de adaptación de la persona. Acostumbrados, como hemos estado, a consumir la leche de vaca como estimulante matutino, o como ingrediente o condimento en casi la mayoría de nuestras recetas, es normal que nos resulte algo difícil tratar de resolver el problema de cómo sustituirla.

Le diré sinceramente que la dificultad no es tal. Con relativamente poca diferencia de sabor, podemos muy bien incorporar a nuestra dieta leches de nueces o de cereales que como condimento no tienen nada que envidiarle a la leche de vaca.

Y por si aún algún capricho suyo quisiera imponerse por encima de su sentido común, le informo que estas leches de nueces o de cereales son muy ricas en oligoelementos (minerales traza) como el manganeso, el cobre, el cinc, el molibdeno, el selenio y el litio. Algunas de ellas, como la leche de la semilla de cajuil o marañón, son mucho más ricas en calcio asimilable por el organismo que la leche de vaca.

La leche de ajonjolí—un poco amarga pero muy rica en ácidos grasos esenciales—es excelente para los niños que han sido destetados y es, además, un súper alimento para los adultos y los ancianos.

La leche más alcalina es la de almendras. Esa alcalinidad le permite brindar un mejor rendimiento nutricional que sus homólogas. Esta leche le sienta muy bien al estómago, aún cuando se prepare con los cereales o se emplee en batidas con frutas semi-ácidas como la piña, la mandarina y las uvas.

La leche de coco, en cambio, debe ser usada con algo de moderación por personas envejecientes, en vista de que contiene *ácido esteárico* y *ácido palmítico*— dos ácidos grasos *saturados*. Sin embargo, debo admitir que aunque esta leche no es muy agradable al paladar cuando se la consume sola, es exquisita para condimentar algunos platos como los guisos de vegetales o cocidos de cereales. En pasteles de yuca, de harina de maíz y de viandas, la leche de coco supera en sabor a las demás leches de nueces.

¡Cuidado con las pretendidas leches de soja!

Una leche que no puede ser dejada de lado, y por la que muchas madres del mundo sienten una enorme agradecimiento, es la de soja. La soja es excelente para prevenir la osteoporosis, gracias a su alto contenido de una sustancia de propiedades similares al estrógeno, la genisteína, y por su calcio. Su alta composición en lecitina y vitamina B6 la convierte en una reguladora natural del colesterol en sangre. La calidad de sus proteínas le permite al organismo procesarla sin peligro alguno. Y la misma ha sido utilizada, según estudios científicos de relevancia, en el tratamiento de enfermedades degenerativas y autoinmunes.*

A pesar de todo lo bueno que pueda decirse sobre

---

* Las enfermedades autoinmunes se caracterizan porque el sistema inmunológico de la persona ataca los mismos tejidos del organismo que está supuesto a proteger. Por ejemplo, existe un tipo de diabetes que es causada por la destrucción que el sistema inmunológico del organismo afectado opera en contra de las *células beta* del páncreas, las que tienen a su cargo la producción de insulina.

la soja, me siento moralmente obligado a advertirle que no debe excederse en su uso. Así evitará que ingrese a su organismo un exceso de proteínas, y con ello también limitará su exposición a las moléculas genéticamente alteradas con que vienen muchas de las leches de soja y sus derivados que se venden en los supermercados. De todos modos, al comprar leche de soja es muy conveniente revisar bien la lista de ingredientes que vienen en la etiqueta, pues muchas de estas leches contienen sólidos o suero de la leche de vaca (en inglés la palabra suero es *whey*). Otras vienen con *caseína* o *caseinato*, también de la leche de vaca.

Recuerdo con meridiana claridad una experiencia que viví justo en los últimos días de preparación de este libro: una importante compañía que importa leche de soja envasada así hacia mi país, la República Dominicana, me solicitó como charlista para una serie de conferencias que se impartirían al objeto de promover su producto. Además de este servidor, había otros profesionales de la salud que harían su aporte informático en dicha conferencia, en defensa de la soja como sustituto de la leche de vaca. Recuerdo cuánto me impresionó el despliegue de recursos publicitarios que se puso en juego esa noche para resaltar el "valor nutricional" de la soja y, por ende, del producto a ser promocionado.

¡Cuál no fue mi sorpresa al descubrir, varios días después de mi exposición en favor del susodicho producto, que el tal no era menos que un magistral fraude, fraguado para atontar el juicio crítico de los incautos consumidores...! Lo que esa noche se promocionó como "leche de soja" era una mezcla deshonestamente desproporcional de suero lácteo dulce (que aparece listado de primero entre los ingredientes que aparecen en la etiqueta del producto), aceite de palma (en segundo lugar) y proteína de soja (en tercer lugar).

Por lo general, las leches de soja auténticas son considerablemente costosas, en comparación con la leche de vaca. Pero cuando un producto con buena presentación y con precios exageradamente competitivos se introduce en el mercado pretendiendo ser leche de soja, Ud. puede estar seguro de que se trata de un engaño mercadológico. Y ello pudimos comprobarlo al ponernos en contacto con profesionales competentes de los EE.UU., quienes nos explicaron cómo al usar suero lácteo en las fórmulas a base de soja las compañías buscan abaratar el precio del producto ya que, como ingrediente, el suero lácteo es increíblemente económico en comparación con la leche de soja, siempre más costosa que la leche de vaca.

El inconveniente de usar esas leches de soja que contienen suero de leche de vaca está en que es precisamente en el suero donde encontramos una de las proteínas más peligrosas en contra de los niños: la *betalactoglobulina*. Como pudimos ver en el capítulo titulado "La otra cara de la proteína," la *betalactoglobulina* aparece como responsable principal de los procesos diabéticos en los infantes afectados. Y aunque todas las proteínas presentes en la leche de vaca comprometen de una forma u otra la salud del consumidor, las que más debieran preocuparnos son las que están presentes en su suero.

Esas leches de soja, "bautizadas" con componentes de la leche de vaca, suelen ser aun más peligrosas para la salud que la misma leche de vaca. La mezcla de las proteínas de la leche de vaca con las de la soja hace que el producto se convierta en una "minibomba" proteica. Además, las *grasas saturadas* aparecen en mayor cantidad ya que, en adición a la grasa que aporta la leche de vaca, están las grasas procesadas de la misma soja, las grasas de la palma y las grasas vegetales hidrogenadas que aparecen en las etiquetas de muchos de estos productos. ¡Así que mucho cuidado con lo que optemos por usar en sustitución de la leche de vaca!

Si Ud. está decidido a eliminar completamente los lácteos de su dieta, no le recomiendo usar esas leches de soja adulteradas. Y en el caso de los niños con alergias, estas leches suelen precipitarlas de igual manera que la leche de vaca. Si embargo, hay que darle un reconocimiento a la soja, prescindiendo de la susodicha mezcla, por la gran ayuda que ha prestado a aquellas personas valientes y sensatas que han optado por una dieta vegetariana, en la que, además de las carnes, se excluyen los lácteos y los huevos.

Uno de los mayores inconvenientes con que a menudo me he topado, como médico nutricionista y educador de estilo de vida, ha sido la dificultad que muchos de mis pacientes experimentan a la hora de decidir qué comer y cómo prepararlo. Lo ideal sería que Ud. pueda hacerse de un valioso arsenal didáctico—es decir, libros—que le aporten recetas y técnicas que le ayuden a dominar el arte y la ciencia de la confección de leches de nueces y semillas hechas en casa.

¡No se arrepentirá!

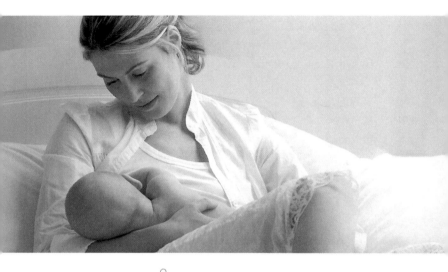

Realmente pocas personas desconocen los beneficios de la lactancia para los bebés, pero los innumerables beneficios para las madres son a menudo ignorados y hasta desconocidos. Desde el efecto de la oxitocina en el útero hasta la ganancia en calidez emocional, la lactancia da a la madre muchas razones para sentirse a gusto con su decisión.
— Dra. Alicia Dermer, IBCLC

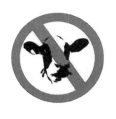

13

Una última palabra...

A mediados de los años 70 tuvo lugar un fenómeno que afectó a muchos niños de Occidente, y que los pediatras de los EE.UU. decidieron bautizar con el nombre de "síndrome del biberón azul." Este síndrome se presentaba con vómitos, diarreas, narcolepsia y una leve coloración azulada en la piel de los niños que lo padecían. Lo del color azul se debía a la pobre presencia de oxígeno en la sangre de estos niños. Esto, aunado a los demás síntomas, indicaba una intoxicación alimentaria (toxemia) causada por la ingesta de la leche de vaca.

Vale aclarar que la aparición de este fenómeno coincidió con una época en la que la lactancia materna era en gran medida desestimulada por los profesionales de la medicina, que en ese entonces le hacían coro a los planteamientos y recomendaciones de la industria lechera. Las fórmulas maternizadas estaban en su apogeo, y constituyeron un soporte magnífico para aquellas madres que vieron en la "reestructuración" de los valores de la mujer una oportunidad única para ensanchar sus horizontes, sin tener que preocuparse de cómo lactar a sus pequeñuelos.

Semejante práctica—la de sustituir la leche materna por las fórmulas maternizadas—no dejó de comportar efectos negativos en la salud física, mental y emocional de los infantes sometidos a tan cruel trato. Esos años, y los que le siguieron, crearon más tarde una clase de adolescentes y jóvenes con perturbaciones psicológicas cuyas consecuencias pudieron observarse en el curso de su desarrollo. En el plano físico los resultados no fueron muy distintos: las anemias, las caries, las infecciones, las leucemias y la obesidad que se observaron en muchos de esos niños, generaron una ola de impotencia, rayana en pánico, entre los médicos pediatras que fueron testigos vivenciales de ese suceso.

Lo sucedido en aquella época fue el triste resultado de la involución de los valores humanos—norma y nota fundamental que lo fue de aquélla como de la actual sociedad.

¿Por cuáles valores se rige Ud.?

Aunque le resulte inaceptable, la verdad es que nuestros hábitos alimenticios son francamente influidos por los valores que hayamos asimilado como parte de nuestro esquema de vida. Raramente cuestionamos estos esquemas, a no ser que tropecemos con conceptos que por su demostrada negatividad obliguen a la conciencia a requerir respuestas sensatas sobre aspectos de la vida que creíamos entender con claridad.

El aceptar un estilo de vida en el que los valores estén sujetos a algo tan intrascendente como la pluralidad subjetiva de las culturas, es un lujo que no podemos continuar dándonos. Por principio, el culturismo diluye y destruye el poder de los principios sobre los que están establecidos los verdaderos valores de la vida. Ello puede verse con claridad, por ejemplo, en la falta de criterios homogéneos que se observa en las costumbres alimentarias, al igual que en otras tantas costumbres de los diferentes países.

Nuestra vida se desarrolla en conformidad con aquellos valores en que hemos sido educados. Y es esa educación la que determinará nuestra percepción de la realidad, nuestra voluntad y nuestra conciencia. Es por eso que, en medio de las innumerables y añosas aberraciones que hemos heredado, debemos adoptar la firme actitud de buscar la verdad a toda costa. Sólo así lograremos detectar aquellas prácticas que discrepan de las leyes que rigen el funcionamiento de la vida de nuestro ser como una entidad integral.

¿No ha oído Ud. hablar acerca de "la guerra de los valores" o "la involución de los valores" de la sociedad? Personalmente, me he tropezado con muy pocas personas que al tratar el tema de la descomposición o decadencia de la sociedad con ellos, no hayan usado términos similares para referirse al estado que prevalece en el mundo. Y aunque no dejan de ser expresiones muy manoseadas, la verdad es que muy pocas personas logran comprender su significado pleno.

Es cierto que los valores de nuestras sociedades han descendido casi abruptamente en su escala. ¿Y a quién culparemos de ello? Responder a esta pregunta no es tan fácil, ni es una meta a la que aspiro. A Ud. y a mí nos corresponde decidir cuáles valores defenderemos y por cuáles no nos regiremos.

En filosofía, se entiende como "valor" aquello que una determinada moral establece como ideal o norma. En otras palabras, nuestros valores son determinados por nuestra moral—esa cualidad que nos permite ordenar nuestros actos en función de la comprensión que tengamos del bien y del mal. Así que, por ejemplo, si Ud. cree que mentir es malo, su norma o ideal será procurar no hacerlo; y esa actitud final es lo que constituye un "valor."

Pero aquí hay un problema de fondo que debe ser resuelto: para poder decidir entre el bien y el mal, necesitamos saber primero qué es bueno y qué es malo, y, más importante aún, quién tiene la autoridad para determinarlo. ¿No es todo esto un tanto complejo? A mí me parece que lo es, pero es un problema que encierra una incógnita que amerita ser despejada. Si hemos de asumir posturas responsables que vindiquen nuestra calidad de vida en el tiempo que nos resta de tránsito sobre esta tierra, entonces no tenemos más alternativa que definir qué clase de moral y valores sostendremos y por qué. ¡Recuerde que todas nuestras decisiones y conductas son influidas por nuestros valores!

En general, uno percibe dos clases distintas de moral en el mundo occidental:

1. *Una moral culturizada o costumbrista*, en la que priman las tradiciones y las costumbres, con muy poco o nada de consideración por las leyes y principios que gobiernan nuestra existencia sobre el planeta. Esta clase de moral se apoya en el convencionalismo y el relativismo de la vida moderna.

En ella los "absolutos" se perciben como enemigos u obstáculos para el desarrollo, mientras que los "relativos" ponen a la disposición del hombre todo cuanto existe para ser controlado por él con las riendas del deseo y la imaginación irrefrenable de su naturaleza caída.

2. *Una moral cristiana*, que tiene como fundamento los principios de vida contenidos en la Palabra de Dios, y que constituyen su carácter o manera de ser. Principios que Él mismo dispuso para la felicidad del hombre desde

antes de la creación, y a partir de los cuales diseñó todo lo que existe en nuestro planeta. Esos principios son el alma de las leyes llamadas a supervisar nuestro funcionamiento como seres integrales. Aunque hoy día esos principios son tenidos en poco por la sociedad, no es menos cierto que el grueso de las inconsecuencias e incongruencias de la vida son atribuibles a las continuas violaciones de las leyes que emanan de ellos.

El Creador vs. la criatura

El caso de la lactancia materna—tanto de los inconvenientes reales como de los artificiales que le impiden ser una realidad en la vida de una inmensa cantidad de niños que la requieren y necesitan—, es tan sólo uno de los tantos en los que se evidencian las consecuencias de no seguirse un curso de acción acorde con los principios de la vida.

Desde la antigüedad es bien sabido que la lactancia materna juega un rol determinante en el desarrollo inicial del organismo… Pero hemos sido "entrenados" para obviar la importancia y trascendencia de tal práctica. Ignoramos que al amamantar a nuestros niños de la forma como el Creador lo dispuso desde el principio, estamos sencillamente estableciendo las bases que harán posible el desarrollo saludable de sus organismos.

Si los hombres siempre hubieran mirado a Dios y a su Palabra como fuente de vida y de toda verdad, otra fuera la situación. Cuando quiera y dondequiera el hombre ha tratado de relegar el consejo de Dios al plano de lo absurdo, la consecuencia no ha sido otra que su propia ruina: odio, degeneración, enfermedad, dolor, frustración y muerte.

Miremos por un momento al ancho universo… Todo cuanto existe fuera de nuestro sistema solar sugiere un orden perfecto, una armonía ininterrumpida. Pero sin ir tan lejos, echemos un vistazo a la naturaleza que nos rodea, a sus ciclos y a la ordenación biorrítmica de sus procesos. Las plantas y los animales, que no poseen mente ni raciocinio, obedecen natural e instintivamente las leyes biológicas de la naturaleza. Y cuando ellos enferman, es a consecuencia del proceder y actitud irreverentes del hombre hacia la vida; procederes que lo llevan a alterar la naturaleza de las cosas que toca con su ciencia destructiva.

¡La mano impía del hombre ha perturbado y mancillado la santidad de la vida en todos los aspectos!

La necedad de la ciencia moderna

La falsa ciencia ha dicho: "Soy Dios." Ella se ha encargado de trazarle pautas a la vida y a su Autor; ha desafiado la unicidad de las estructuras genéticas; y cuando como consecuencia ocurren desastres en el orden biológico de la creación, nos dicen: "antes de mí no tenías nada; por lo que si aceptas lo bueno que te he dado sin mucho 'alboroto,' espero que hagas lo mismo con mis errores."

No obstante, y sin proponérselo, después de muchos siglos de experimentación, observación y debate, la ciencia ha ido confirmando en muchas de sus áreas la veracidad e incuestionabilidad de los principios de vida sustentados por la palabra de Dios.

Dios previno a su pueblo Israel, por ejemplo, contra el consumo de grasas y sangre animal, y les recomendó un régimen alimenticio sencillo y frugal, consistente mayormente en vegetales, víveres, cereales y frutas. ¿Y qué son todos esos murmullos sobre las grasas y las carnes de animales que salen casi a diario de los escritos científicos modernos? ¡Ah...! ¡Dios no se había equivocado!

Nos tomó miles de años aceptar una verdad que venía resonando a través de toda la historia, desde los tiempos bíblicos hasta nuestros días. Tuvimos que padecer enfermedades que nos hicieran reconsiderar nuestros viejos dogmas científicos, para poder despertar a la realidad de que el hombre no puede existir al margen de las leyes que resguardan su existencia en el sentido más cualitativo de la palabra. ¡El hombre no es Dios!

El pueblo de Israel: una ilustración viviente

En su trato con los israelitas como su pueblo especial, Dios no sólo se les reveló como el Dador de la vida, sino como el Sustentador también. Ello lo demostró al familiarizarlos con sus leyes una vez liberados del yugo egipcio mediante su poder.

Durante sus 400 años de servidumbre en Egipto, los israelitas habían adoptado muchas de las costumbres alimentarias de sus esclavizadores, lo que los hizo vulnerables a sus enfermedades. Inmediatamente después de sacarlos de Egipto, Dios les prometió librarlos de las enfermedades que habían padecido allá si ellos, por su parte, obedecían sus mandamientos y leyes. (Exodo 15:26)

En el trayecto hacia el Sinaí, Dios trató de introducir algunas reformas alimentarias en medio de su pueblo, para preparar su estado de ánimo y percepción espiritual para una mejor asimilación de la increíble experiencia que estaban a punto de vivir: la prueba visual, en el monte Sinaí, de la existencia del Eterno, del Gran "YO

SOY."

Para probar su sinceridad y disposición a respetar las leyes de la vida que les diera para garantizar su felicidad, Dios les envió el maná como alimento, en lugar de las ollas de carne que les eran servidas, día tras día, en Egipto. El maná era una especie de hogaza u hojuela, de textura suave y de sabor similar a la miel, y estaba destinado a servirles como depurativo y alimento al mismo tiempo ¡Era un verdadero alimento!

En la creación, Dios diseñó al hombre y a los animales para una alimentación vegetariana (Génesis 1:29, 30). Ahora que llamaba a un pueblo específico para que fuera depositario de las verdades que habrían de alumbrar al mundo para su salvación hasta el fin, Dios quiso retomar su plan original para restaurar su imagen moral y espiritual en el hombre, perdida por motivo de la caída. Pero el hombre interpuso su voluntad carnal e imperfecta, impidiendo así la realización del plan divino.

La historia bíblica nos dice que los israelitas rechazaron el plan de Dios para sus organismos, y en cambio pidieron carne otra vez.

Cuando llegaron al monte Sinaí, Dios les reveló su gloria, poder y majestad en una escena cargada de las más sobrenaturales manifestaciones de la divinidad. En medio de esas escenas, Dios les dio su ley, a través del profeta Moisés, para ser obedecida por cada familia y persona de su pueblo. Y para ayudarles a comprender mejor cómo debían aplicar esa ley a sus vidas, les entregó un conjunto de estatutos que cubrían cada área de la vida humana, desde la agricultura hasta la economía y desde el comportamiento social hasta la salud.

¡¿La salud?! ¡Sí! Dios creó al hombre perfecto y saludable, y quería que su pueblo fuera un ejemplo de salud para todas las naciones vecinas. De haber incorporado estos principios íntegramente a su vida diaria, Israel estaría actualmente a la cabeza del mundo como un testimonio viviente de lo que el hombre podría llegar a ser. En cuanto a la alimentación, Dios respetó su determinación de no querer adoptar un régimen vegetariano, aunque no dejó de trazarles pautas con respecto a cuáles carnes comer y cuáles no.

Pero, ¿sabe Ud. lo que me extraña? En ninguno de los capítulos que comprenden los libros del Éxodo y Levítico, en los que aparecen todas estas leyes al detalle, Dios olvidó recomendarles tomar leche de vaca, "el alimento perfecto de la naturaleza."

¡Qué desconsideración!—dirían las industrias lecheras. ¡Qué torpeza!—secundaría Monsanto. Pero no fue ni una cosa ni la otra. El Dueño del universo y Creador de la vida en todas sus formas y manifestaciones, conoce perfectamente el material con que nos construyó, según su diseño.

Después del Sinaí, Dios se propuso conducir a Israel hacia Canaán, la tierra prometida. Allí—les aseguró— encontrarían una tierra de la que fluiría 'leche y miel.' Naturalmente, este tipo de lenguaje figurativo es usado por Dios para ilustrar la abundancia, paz y prosperidad que hallarían en esta tierra. Ello es lógicamente deducible del hecho de que la Biblia no dice que cuando los israelitas llegaron a Canaán, la tierra sobre la cual sus pies pisaban estaba emanando leche y miel de la tierra literalmente. Significaba, más bien, que aquella tierra les amamantaría como una madre.

Principios en contraposición

En el Nuevo Testamento el apóstol Pablo hace referencia a la leche de un modo que no deja dudas sobre el propósito de su uso: "Y todo aquel que participa de la leche"—

dice el apóstol—"...*es niño*; pero el alimento sólido es para quienes han alcanzado madurez..." (Hebreos 5:12, 13; el énfasis es nuestro). No obstante, la Biblia indica que los hombres siempre tomaron leche y comieron carne, contrario al Plan Original de Dios.

La Biblia hace referencia a la fuente primaria de alimentación del ser humano: los senos maternos (Isaías 66:11; Lucas 11: 27). Así ha sido siempre..., hasta que llegamos al siglo XX: ¡El siglo que ha hecho de todo aquello que contraviene las sabias leyes de Dios un sagrario de las obras contraproducentes e infructuosas concebidas por el orgulloso intelecto humano!

En este siglo la ciencia ha tratado de contradecir todo aquello que una vez fuera un valor insustituible para el bienestar y desarrollo del hombre. La leche materna es uno de esos maravillosos valores que la ciencia debió respetar y no tratar de manipular. Con esa actitud lo que ha procurado es favorecer con ello los intereses de los grandes emporios industriales que naturalmente compiten con la leche materna.

Es cierto que las mismas inconsistencias de la vida convencional a menudo colocan a la mujer en posiciones en las que su salud resulta perjudicada, afectando muchas veces la calidad de su leche y hasta su capacidad de lactar. Pero no logro ver claro cómo el desprestigiar la leche materna, al mismo tiempo que se alienta a la población a consumir otra leche que no es la de su especie, pueda contribuir a mejorar la calidad de la lactancia en la mujer. ¿Pensamiento absurdo? ¡Precisamente eso es lo que muchos grupos científicos están haciendo en la actualidad!

Me sorprende, por ejemplo, cuando leo u oigo lo que el FDA y Monsanto comentan acerca del uso de la leche materna: "Es igual que la leche de vaca, sin diferencia significativa alguna. Si algún beneficio adicional resulta del consumo de la leche materna, lo es puramente en el plano psicológico." Agradezcamos a Dios que esa opinión no es secundada ni siquiera por una sola asociación pediátrica de ningún rincón del planeta.

Mientras trabajaba en su material sobre la rBGH, Robert Cohen (autor del libro *MILK – The deadly Poison*) se dirigió al Dr. Alan Greene—famoso pediatra norteamericano y autor de varios libros—en búsqueda de una respuesta satisfactoria a una inquietud personal. El señor Cohen se había reunido recientemente con un grupo de científicos del FDA, en Rockville, Maryland, para discutir, entre otras cosas, acerca de la lactancia materna. Estos científicos son de la opinión de que la leche materna no aporta a los niños ningún factor inmunológico (amparados en la teoría de que las proteínas son cabalmente digeridas en un medio tan ácido como el que provee el estómago), y que la lactancia materna únicamente aporta beneficios psicológicos al niño.

Una respuesta autorizada

En su carta al Dr. Greene, Cohen le refirió los detalles de su reunión con los mencionados científicos. El Dr. Greene es un eminente investigador y pediatra, autor de varios libros sobre el cuidado infantil, y quien cuenta con un inmenso público que le sigue en sus conferencias, en su programa radial y en sus presentaciones televisadas. A continuación reproduzco fielmente aquí, con previa autorización, la carta que el Dr. Greene le escribiera al señor Cohen como respuesta (¡preste mucha atención, por favor!):

Aplaudo el pensamiento crítico y la curiosidad intelectual de estos científicos. Cuando las inmunoglobulinas de la leche materna fueron originalmente descubiertas, se llegó a la conclusión simple y atrayente de que éstas mejorarían el estado inmunológico de los bebés. Verdaderamente, existen anticuerpos específicos contra bacterias intestinales y respiratorias, y contra virus que se encuentran en la leche humana. Se cree que estos anticuerpos aumentan la resistencia de los infantes a las infecciones. Aparentemente, los científicos mencionados anteriormente han catalogado este razonamiento como extremadamente simplista.

En efecto, las fuertes enzimas digestivas en el infante, y el baño ácido que aguardan a los anticuerpos en el estómago, tenderían—según ellos—a desnaturalizarlos y digerirlos, dejándolos inservibles.

Aun si admirara yo su razonamiento, y creyera que esta línea de pensamiento merece exploración futura, la realidad es que no todas las proteínas son digeridas antes de que puedan afectar la salud de los bebés. Algunas proteínas atraviesan intactas el estómago. Basado en la evidencia disponible, estoy en vehemente desacuerdo con la conclusión de que la leche humana es esencialmente igual a las fórmulas maternizadas.

Diversos estudios que comparan la frecuencia de las enfermedades entre infantes alimentados con leche materna y aquéllos alimentados con fórmulas, han demostrado la incidencia de menos enfermedades así como de males severos en infantes que se alimentan con la leche materna (Garza et al. "Special Properties of human Milk," Clinics of Perinatology, *14: 11-32, 1987). Y a la vez que resulta muy difícil separar cada* una de las tantas variables, como el estilo de crianza y el ambiente, cuantiosas evidencias muestran una reducción impresionante en la incidencia y gravedad de las infecciones gastrointestinales, respiratorias y del oído en niños alimentados con la leche de su madre (Dubca et al. "Exclusive Breast Feeding For At Least Four Months Protects Against Otitis Media," Pediatrics, 91:867-872, 1993). Otros estudios muestran una disminución en enfermedades no infecciosas, como el eccema y el asma. Si las inmunoglobulinas son desactivadas por la digestión, ¿cómo es posible que esto ocurra?

¶ *FACTORES PSICOLÓGICOS*

Ud. mencionó que estos científicos sugieren que la única diferencia que existe entre las fórmulas y la leche materna estriba puramente en el aspecto psicológico. Personalmente estoy en total desacuerdo con que ésta sea la única diferencia, pero estoy de acuerdo en que la diferencia psicológica puede tener implicaciones profundas. En la última y media década, el campo científico en desarrollo de la psiconeuroinmunología ha demostrado repetidamente que el estado psicológico de un individuo tiene un efecto directo sobre su sistema inmunológico. Quizás la experiencia de la lactancia materna, en sí misma, mejore directamente el estatus del sistema inmunológico de los infantes.

¶ *LAS INMUNOGLOBULINAS*

En la leche se encuentran todos los tipos de inmunoglobulinas que existen. La concentración más alta se encuentra en el calostro, la pre-leche disponible a partir del seno de la madre durante los primeros tres a cinco días de la vida del bebé. La IgA secretoria—un tipo de inmunoglobulina que protege los oídos, la nariz, la garganta y el tracto intestinal—, aparece en altas cantidades en la leche materna humana durante el primer año. La IgA secretoria se adhiere a la cubierta de la nariz, boca y garganta, y combate las adherencias de agentes infecciosos específicos. Los niveles de IgA, con capacidad de contrarrestar virus y bacterias específicos en la leche humana, aumentan en respuesta a la exposición de la madre a estos microorganismos.

En consecuencia, la leche humana ha sido considerada como una leche ambientalmente específica, la cual la madre provee a su infante a fin de protegerlo específicamente en contra de microorganismos a los que estaría más expuesto si no la ingiriera.

❡ *LA LACTOFERRINA*

La lactoferrina es una proteína que se une al hierro, y se encuentra en la leche humana, pero que no está presente en las fórmulas. Esta proteína limita la disponibilidad del hierro en las bacterias intestinales, y determina cuáles bacterias se proliferarán en los intestinos y cuáles no. Esta se encuentra en su mayor concentración en el calostro, y persiste en él a través del primer año completo de lactancia. Tiene un efecto antibiótico directo sobre las bacterias tales como los estafilococos y la E. Coli.

❡ *LOS LISOSOMAS*

La leche humana contiene lisosomas (un digestivo potente) a un nivel treinta veces mayor que cualquier fórmula. Es interesante notar que mientras otros ingredientes de la leche materna varían ampliamente entre las madres bien nutridas y aquellas pobremente nutridas, la cantidad de lisosomas se mantiene constante en ambas, lo cual sugiere que son muy importantes. Los lisosomas tienen una fuerte influencia sobre los tipos *de bacterias que pueblan el tracto intestinal.*

✔ *FACTORES DE CRECIMIENTO*

La leche humana estimula específicamente el crecimiento de los lactobacillaceae *(lactobacilos)—bacterias amigas que pueden inhibir muchas de las bacterias y parásitos causantes de enfermedades.*

Efectivamente, existe una diferencia muy marcada entre las bacterias que se encuentran en los intestinos de los infantes alimentados con las leches de sus madres y las de aquéllos alimentados con fórmulas. Los infantes alimentados con leche humana presentan un nivel de lactobacilos 10 veces mayor que los infantes alimentados con fórmulas. La presencia de los lactobacilos, y la acción de las lactoferrinas y lisosomas, ayudan a proteger al infante.

✔ *FACTORES ALERGÉNICOS*

Las proteínas de la leche de vaca—usadas en la mayoría de las fórmulas—, son proteínas "extrañas" para el organismo. Cuando se expone a los bebés a cualquier leche no humana, éstos eventualmente desarrollarán anticuerpos contra las proteínas "extrañas." Las investigaciones demuestran que, sin excepción, los alergenos presentes en las fórmulas a base de leche de vaca y soja subsisten establemente a la digestión del estómago por 60 minutos, mientras que las proteínas de leche de la leche humana se digieren en el estómago en tan sólo 15 minutos.

En consecuencia, las proteínas "extrañas" pasan a través del estómago y llegan intactas a los intestinos, en donde ganan acceso al organismo, sensibilizándolo. Aun cuando las investigaciones en esta área se encuentran en etapas iniciales, no hay dudas de que esta temprana exposición del organismo a proteínas "extrañas" se exploran en tres resúmenes en el Journal of Allergy *y en la revista* Clinical Immunology *de enero de 1996.*

¶ *EL AMINOÁCIDO CARNITINA*

Si bien el aminoácido carnitina se encuentra presente tanto en la leche materna como en las fórmulas, el que se encuentra en la leche materna posee una mayor biodisponibilidad. Los bebés alimentados con leche materna tienen niveles de carnitina mayores que sus contrapartes. La carnitina es necesaria para la utilización de los ácidos grasos como fuente de energía. Existen varias hipótesis acerca de las otras funciones de la carnitina, pero ninguna ha sido comprobada todavía.

¶ *DIFERENCIAS EN LAS GRASAS*

Los principales ácidos grasos de cadena larga que aparecen en la leche humana, no se observan todavía en las fórmulas de leche que se fabrican en los Estados Unidos. Estos lípidos son componentes estructurales importantes de la substancia del cerebro y la retina. Se han encontrado cantidades significativamente diferentes de estos lípidos en los cerebros y retinas de niños alimentados con el seno de su madre y los de aquellos alimentados con fórmulas. Esta diferencia puede tener efectos sutiles en la integridad de la membrana celular en otras partes del cuerpo.

Aparte de las propiedades específicas que he mencionado más arriba, es importante enfatizar que la leche humana es un fluido dinámico que cambia su composición a través del día y a todo lo largo del período de lactancia. Esta provee al bebé con los nutrientes específicos que necesita en cada etapa de su desarrollo y en cada situación.

Los primeros datos acerca de la leche mater-

na humana se obtuvieron de la leche almacenada de varias madres. Entonces no se comprendía qué tan única era la leche materna para cada infante individual. (Lawrence, P.B. "Breast Milk," Pediatric Clinic of North America, Oct. 1994). (La leche materna varía de sabor cada vez que se amamanta al niño—otra ventaja sobre las fórmulas—, ya que prepara a los bebés para la amplia variedad de alimentos a los que serán expuestos en el futuro.)

Los criterios que Ud. ha escuchado de labios de estos prominentes científicos sirven para recordarnos que los misterios de este fluido dinámico no han sido descifrados completamente por ningún medio conocido. Sin embargo, con el paso de los años se hace cada vez más claro que la leche humana ha sido diseñada para los bebés humanos. Existen en ella, ciertamente, otros micronutrientes o factores importantes para los cuales ni siquiera tenemos los instrumentos para medir. Hasta hace algunas décadas, las inmunoglobulinas eran inimaginables para la ciencia. Por último, aún cuando las fórmulas constituyen una alternativa excelente cuando amamantar al bebé resulta imposible, la leche humana sigue siendo el alimento superior para los bebés humanos por muchas, muchas razones.

Creo que esta carta lo dice todo, pero me gustaría añadir algo más...

La mujer está naturalmente equipada con las herramientas básicas necesarias para infundir vida, fuerza, protección y seguridad a sus pequeñuelos: sus senos. Pero la sociedad ha impuesto normas y redefinido los códigos de bioética, procurando así adaptar las facultades psicológicas y fisiológicas de nuestro ser a la moda.

Esta moda, siempre cambiante, es una tirana que no descansa hasta hacer sucumbir a sus víctimas. Y, lamentablemente, la víctima predilecta de la moda siempre ha sido y será la mujer. ¿No lo ha notado?

Cuando una mujer abandona a su cría, privándola así de su primer y más importante alimento—la leche de sus senos—, para atencionar deberes y compromisos secundarios, ella comente el más vil de los crímenes. Es mucho peor aún cuando el descuido consciente de ese deber es motivado por razones estéticas (¡vanidad de vanidades!), basado en un mal fundado temor de ver sus senos deformarse e hipertrofiase por efecto de la lactancia.

Muchas, en su intento por aniquilar el sentimiento de culpa, se refugian en la esperanza de que las fórmulas lácteas indicadas por el pediatra satisfarán las necesidades nutricionales de sus niños. Pero, ¿es eso así?

Ya vimos, gracias al Dr. Greene, que las fórmulas NUNCA podrán reemplazar el rol de la leche materna. Pero si así fuera, ¿qué, entonces, de sus necesidades emocionales?

Dar para recibir

Eso de que "el que da recibe," es una verdad fundamental para toda la creación del universo, y la misma halla uno de sus más plenos significados en el caso particular de la lactancia materna… La leche de la madre contiene unos péptidos opioides llamados *casomorfinas*, que al ser ingeridos por el infante generan un efecto calmante y tranquilizador sobre su sistema nervioso como ninguna otra droga podría hacerlo. Pero también tiene un efecto directo sobre el sistema nervioso de la madre. Cuando el niño succiona el seno materno, el organismo de su madre es estimulado a producir *casomorfinas* en cantidades suficientes como para ejercer en ella el mismo efecto que en su retoño. ¡Maravilloso!

Un llamado personal a las madres

Finalmente, quiero dejar este mensaje para las madres con niños pequeños y para aquellas que muy pronto lo serán:

Vivir es un arte que requiere ciencia. Entender las leyes que gobiernan la existencia humana—en el plano físico, mental y espiritual—, es el más supremo de los deberes y es un propósito ante cuyos pies toda otra meta debe caer de bruces.

Puedo asegurarle que aunque hoy día las mujeres han encontrado plazas de más en un mundo de desarrollo y de avances tecnológicos como en el que actualmente vivimos, cada vez que una madre se lanza a la conquista de esas "plazas", deja otra—la más sagrada e importante—vacante en su casa.

Y como que hay un Dios en el cielo, le garantizo que todo el dinero, prestigio y posición social que el mundo le pueda ofrecer, no bastarán para deshacer los resultados de haber negociado la seguridad y estabilidad de sus hijos a cambio de su relativo éxito personal.

No tengo nada en contra del desarrollo de la mujer. Pero no veo cómo puede esperarse que la sociedad alcance un desarrollo más armonioso y avanzado, con miras hacia un futuro lleno de oportunidades y desafíos dignos de ser afrontados, si la base primaria de la estabilidad física y mental del ser humano—la lactancia materna—se arriesga.

Asumir el rol de la maternidad, de la misma forma

como Dios originalmente lo designara, es un privilegio al que toda madre debiera echar mano. ¡La bendición siempre viene atada al deber!

Y no olvide que...

¡SU DESTINO Y EL DE SUS NIÑOS
ESTÁN EN SUS MANOS!